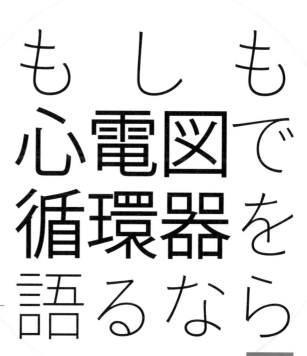

# もしも心電図で循環器を語るなら

第2版

## 香坂 俊

慶應義塾大学医学部 専任講師

医学書院

**もしも心電図で循環器を語るなら**

| 発　行 | 2013 年 3 月 15 日　第 1 版第 1 刷 |
| | 2014 年 4 月 1 日　第 1 版第 5 刷 |
| | 2021 年 6 月 1 日　第 2 版第 1 刷Ⓒ |
| 著　者 | 香坂　俊 |
| 発行者 | 株式会社　医学書院 |
| | 代表取締役　金原　俊 |
| | 〒113-8719　東京都文京区本郷 1-28-23 |
| | 電話　03-3817-5600(社内案内) |
| 印刷・製本 | 三美印刷 |

本書の複製権・翻訳権・上映権・譲渡権・貸与権・公衆送信権(送信可能化権を含む)は株式会社医学書院が保有します.

ISBN978-4-260-04293-2

# 第2版　まえがき

　本書の第1版を上梓してから8年が経過しました。

　当初は「初版まえがき」に書かせていただいたとおり，苦手な人でも心電図と付き合いやすくなるように，ということを目標に小学校の「科目別」に分けて 循環器各領域での心電図の使い方を提示させてもらいました。

　面白がって手にとっていただいた方も多かったようなのですが，「小学生でもわかる内容かと思ったらそうでもなかった」というような意見もいただきました。自分でもあらためて出版された本を読んでみると，「これは確かに心電図の教本ではないなぁ」と感じました。

　今回改訂のお話をいただき，内容をアップデートさせていただく他に，「**心電図の読み方から循環器内科医の思考回路を追跡する**」というメインコンセプトは伝わるようにしなければならないな，というところは強く意識しました。そのため全体の構成を疾患群別に全面改稿し（不整脈疾患，心不全疾患，冠動脈疾患，予防医療など），さらにタイトルも明確に「心電図で循環器を語る」というところを提示させていただきました。

　この全面改稿の他に，大きく変更した部分は，3つあります。

① 　元々のこの本の内容は「循環器で必要なことはすべて心電図で学んだ」というタイトルで医学界新聞に連載されたものであり，そ

のときどきの時事ネタなども取り上げていたのですが，流石に8年を経ているので，そうした内容は残せる部分だけコラムのような形に縮小して各所に掲載することにしました。

② 各疾患で最も新しい内容（ここ1〜2年の間に発表されたもの）は，各セクションにUPDATEという項目を作成して解説しました。発表されたばかりの大規模臨床試験の結果なども含まれていますが，本書で取り上げた内容はこれからの現場での議論に必須となる内容となるのではないかと考えています。

③ 心電図の領域で，この10年の最大の進歩は機械学習によって作成されたアルゴリズムの導入です。こうしたアルゴリズムのおかげで，様々なデジタルデバイスで心電図の読影が可能になりました。まだ現場が機械の思考に追いつけていないことが多いのですが，それでも最後のエピローグに最新の知見を掲載しました。

　この書籍の改稿作業にあたり，非常に多くの方のお世話になりました。本文中にもお名前を挙げさせていただきましたが，教育的な症例をご提供くださった先生方に感謝申し上げます。また学生の視点から読んでコメントを寄せてくれた慶應義塾大学医学部の皆様，本当にありがとうございました。

　心電図に振り回されるのではなく，医師が現場で心電図を有用なツールとして使いこなす─これが初版以来の目標です。心電図を通して，広い循環器内科の世界を眺めていきましょう。

2021年4月

香坂　俊

## 初版　まえがき
### (「もしも心電図が小学校の必修科目だったら」)

　心電図は苦手です。

　仮にも循環器内科が専門とはいえ，そんな人間が心電図のテキストを書いてしまっていいのでしょうか？　とてもではないですが，不可思議な電気生理のメカニズムから六法全書のような各種の心電図所見の定義まで，すべてを網羅するような体系的な教科書は書けそうにありませんでした。

　ですが，心電図が苦手なりに，そのエッセンスを使った臨床の現場の荒波の乗り切り方のノウハウは書くことができそうでした。このコンセプトの執筆にあたっては，米国で研修をしていた時分に否応なしに仕込まれた実践重視の思考回路が拠り所となりました。これは要するに理屈はさておき役に立てば何でもよいというドラスティックな考え方に殉ずるということです。情緒も何もありませんが，まず当直中の救急外来や病棟のベッドサイドで役に立つのはこうした知識ではないでしょうか。

　そうした筆者側の事情で，本書は電気生理の基本に立ち返ったり，心電図所見の数値パラメーターを丸暗記するのではなく，紙面を贅沢に使って臨場感たっぷりに心電図の読みから循環器内科医の思考回路を追っていこうと試みるものです。なお，本書の基となった『週刊医学界新聞』での連載時のタイトルは「循環器で必要なことはすべて心電図で学んだ」でしたが，決して「心電図のすべてを学ぶ」ではなかったことにご注意ください。

　本書では，心電図が苦手な方でもとっつきやすいよう，タイトル『もしも心電図が小学校の必修科目だったら』に則り，昔懐かしい小学校の「科目別」に心電図の各領域を並び替えた構成としました。いささかワルノリが過ぎると感じられる方もいらっしゃろうかと思いますが，これも難解との覚えめでたき心電図に少しでも親しんでいただくための苦肉の策ととらえていただければ幸いです。

2013 年 3 月

香坂　俊

# 目 次

## 著者紹介

香坂　俊（こうさか　しゅん）

【略歴】
1997年慶應義塾大学医学部卒業。99年に渡米し，Columbia大学やBaylor大学で研修や臨床実務を行う。2008年に帰国し，慶應義塾大学病院 循環器内科に在籍。病棟チーフなどを務める。本人としては「ゆとり教育」をモットーとしていたつもりがまさかの極論扱いに。現在，防衛医科大学校と東京医科歯科大学の非常勤講師を兼務。

リサーチでは循環器領域の医療の質や臨床アウトカムに関する臨床研究を専門とし，2012年春に慶應義塾大学大学院医療科学系の臨床研究コースを創設（大学院生を随時募集中：www.cpnet.med.keio.ac.jp/research/statistics/）。現在，東京大学大学院医学系研究科医療品質評価学講座の特任研究員，国立研究開発法人日本医療研究開発機構（AMED）Program officer およびStanford大学循環器内科の訪問研究員を兼務。

【資格】
米国内科専門医（ABIM）
米国循環器内科専門医（ABIM, Cardiovascular Disease）
米国心臓超音波専門医（NBE）
米国心臓核医学専門医（CBNC）
米国心臓移植専門医（UNOS）

【学会活動など】
CADET（CArDiovascular Education Team：cadet32.com）代表世話人
日本心臓病学会 学術・教育委員会
日本循環器学会 教育研修部会
日本循環器学会 ガイドライン部会
日本循環器学会 IT/Database 部会
日本心血管インターベンション治療学会（CVIT）レジストリー委員会

プロローグ

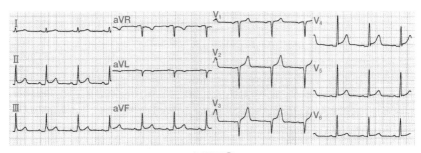

# 心電図を読むにあたって

---

心電図が循環器内科の敷居を高くしていると感じるのは私だけでしょうか?

　心電図について学生さんや研修医の話を聞いてみると,他の検査ならば,ある程度決まったところを見ていけばよいものの,心電図はアナログでそれだけに曲線のいろいろなところに気をつけなくてはならないというところが不興を買っているようです。ただ心電図というのは使い方次第というところが多分にあります(状況によって注目するところが異なる)。このプロローグではまずフレンドリーに接してもらえるよう3枚の心電図を呈示させていただきます。

## ①いろいろなところで ST が?
まずこの心電図❶ですが,考えられる診断はどんなものでしょうか?

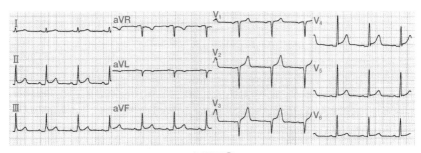

心電図❶

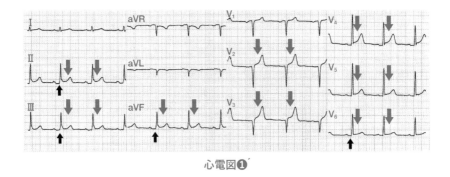

心電図❶´

赤い矢印の部分に注目してください。ここで ST が上昇しています。

「それでは，急性心筋梗塞か？」

と思いきや，この心電図では冠動脈の支配領域（図1）と関係なくいろいろな
ところで ST が上昇しており，さらに**黒矢印**の部分で PR が下降しています。

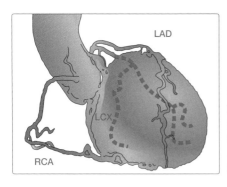

**図1　冠動脈のおおざっぱな支配領域**
LAD と呼ばれる左前下行枝が前壁から心
尖部（$V_{1-6}$ 誘導が反映）を，LCX（点線）と
呼ばれる左回旋枝が側壁（I/aVL）を，RCA
と呼ばれる右冠動脈が下壁（II/III/aVF）を
栄養している。

心筋梗塞であれば上図のように血管の走行に沿った ST の上昇がみられるハ
ズですが…実はこの一枚目の心電図は（国家試験にもよく出題される）急性**心
膜炎**の心電図です。心膜炎で心膜が炎症を起こすと，このように冠動脈の支
配領域と関係なくびまん性に ST が上昇することが知られてます。さらに急
性心膜炎では，薄い心房も影響を受けるので（心房も心膜で覆われていま
す），PR 部分も下降することが知られています（よく見るとこの心電図でも

II誘導のPRが低下しています；下図赤字部参照）。

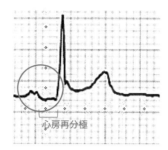

心房再分極

第II誘導のPR部分が低下。PRは心房の再分極部分に相当しますが，炎症の波及によって低下することが知られています。

## ②だんだんとR波が…

では，次の心電図❷はどうでしょう？

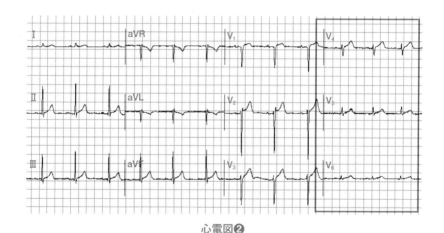

心電図❷

四角で囲まれている部分，よく見ると何かおかしいですね。通常はV₁からV₆にかけて，だんだんとR波が高くなっていくはずなのですが，この心電図ではV₄からV₆にかけて急にR波が失われています。V₄からV₆にかけての部分といえば，ちょうど胸の左半分で心臓の心尖部にかかる位置ですが（次頁図2），いったい何が起きているのでしょうか？

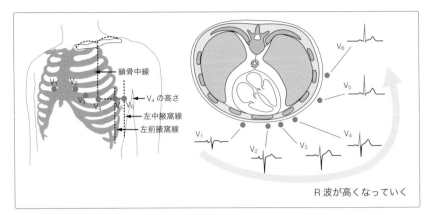

**図2 V₁₋₆誘導の位置**
通常であれば V₁ から V₆ にかけてだんだんと誘導の位置は心尖部に近づくので，しだいに
R波は高くなっていく。

この❷の心電図，実は**左肺の気胸**を起こしている方の心電図なのです。気胸
で空気が心臓と電極の間に入ってしまって，左心室の脱分極をうまく検出す
ることができず，R波が不自然に減高してしまっているのです（図3）。

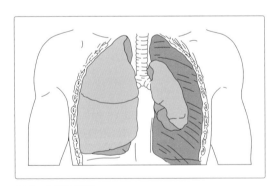

**図3 左肺の気胸**
このくらい大きな気胸だと左心室の脱分極（QRS）が左
側でよくひろえなくなります（R波減高）

## ③とても目立つ T 波！

最後に心電図❸を見てください。今度は ST の変化ではなく，大きく T 波が
陰転化しています（矢印）。

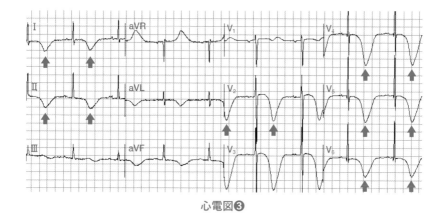

心電図❸

これは巨大陰性T波と呼ばれるものですが，これが何を意味するのか？実は**くも膜下出血**に特異的な心電図変化なのです（肥大型心筋症という疾患でも起こりますが）。その成因ですが，出血が脳幹部の星状神経節に影響を及ぼすと，心臓への交感神経系のインプットに左右差が出てしまい，このような心電図波形になると言われています。

---

どうですか，みなさん？　この3枚の心電図なかなか味わい深いですよね。心電図はやはり奥が深く，さまざまな場面で応用可能であり，疾患の深いところまで理解することが一見できそうです。

## 心電図の一発診断は"禁断の果実"

このように心電図から病態を一発で探り当てることは，達成感もあり，格好もいいのですが，ちょっと冷静に考えてみましょう。もう一度先ほどの心電図❶〜❸を振り返って考えてみてください。

❶心膜炎の診断は臨床診断です。胸痛の性状や心膜摩擦音に耳を傾ける必要があります。こうした所見からある程度目安をつけ，そのうえで心電図をとって診断を確定させる流れが本当です。

❷気胸の診断は胸部X線で行います。緊張性気胸が疑われてX線を撮る余裕がない場合でも，大事なのは呼吸音の左右差です。心電図を

> とっている余裕があるくらいならば，ドレーンの準備をしましょう。
>
> ❸同じく「くも膜下出血か？」という状況で，のんきに心電図をとっていたら高い確率で怒られます。せめて CT をオーダーしましょう。

心電図の「一発診断」とか「深読み」という言葉は魅力的な響きをもっていますが，実は本来の心電図の役割はこうした疾患の確定診断ではありません。

　昔からよく語られていることですが，臨床診断の**7～8割**は患者さんの話から得られます。残りの**1割**程度が身体所見から，そしてたまに検査（心電図を含む）から診断がつくこともある，といったところが現状を反映しているのではないでしょうか。わかりやすい例では，失神の鑑別がこれに当たります。失神のなかで心電図が有用なケースはほんの**5%**程度なのです[1]。よく1回でも一発診断を経験すると，「また次も心電図ですべてがわかるのではないか」などと期待してしまいますが，それは言ってみれば**禁断の果実**です。ラッキーを期待しながら診察業務を行うわけにはいきません。

## イチローは三振しない

しばらく医師を続けていると気づくことがあります。それは，心電図の読影で大事なのは**ホームランを打つことではなく，三振をしないこと**です。つまり，珍しい疾患を見つけることよりも，治療できる状態を見逃さないことが優先されます。ヒポクラテスの誓いの中にも出てくる"First, do no harm"とは本当によく言ったものです。Zebra（シマウマ）と呼ばれるような珍しい疾患を目を皿のようにして探すよりも，日常の心電図の読影では胸痛患者のST や動悸を訴えている方のP 波などに目を光らせ，絶対にST 上昇型心筋梗塞や心房細動を見落とさないことのほうが大事です。

　このための心電図の読み方というものは実に地味なものです。まず名前をチェックして，検査の目的を探り，心拍数を数え，P から ST までの各セグメントをチェックするという過程を繰り返します（順番はお好みで）。具体的には，以下のような感じになるのではないでしょうか？

> ### 心電図の読影の簡単なポイント（P 波から QT まで）
>
> | | |
> |---|---|
> | 調律 | 洞調律（sinus rhythm）か？　そうでないなら，P をとことん探しましょう。（**1 章「AF/SVT」**参照） |
> | QRS 波幅 | 脚ブロックの有無，最近心不全領域で注目されています。（**5 章「予防医学」**参照） |
> | QRS 波高さ | 右室肥大は $V_1$ の R 波が高くなり，左室肥大は S 波が深くなります。（**5 章「予防医学」**参照） |
> | ST の上下 | 特に重要であり。心電図の要です。（**3 章「SIHD」**，**4 章「ACS」**参照） |
> | QT 間隔 | 意外と手強い。読影の最後まで気を抜かないようにしましょう。（**2 章「VT/VF」**参照） |

こうしたステップの繰り返し，症例 1 回限りなら誰でもできます。しかし本当にミスをせずに読める実力をつけるには，毎回心電図を読影するごとに，誰も見ていないところで**繰り返すこと**ができるかが勝負の分かれ目になるような気がします。筆者のある恩師は「3 年間で 3,000 枚」と助言してくれました。

　また心電図はアナログな検査なので，疑いの目を向ければいくらでも怪しく見えてきます。患者さんの訴え（あるいは，訴えがないこと）を無視して，むやみやたらとワークアップをかけないように気をつけてください。正常を正常と断言するにも，やはりこの 3,000 枚くらいの経験が妥当なところかもしれません。

　ここまでみてきたようにほとんどの心電図は患者さんの訴えと組み合わせて初めて意味をもちます。**心電図ですべてを語ろうとするのではなく，すべてを語るためのツールとしての心電図の活用法を**，次の章から学んでいきましょう。

 **文献**

1) Linzer M, et al：Diagnosing syncope. Part 1：Value of history, physical examination, and electrocardiography. Clinical Efficacy Assessment Project of the American College of Physicians. Ann Intern Med 126（12）：989–996, 1997

# 1章 AF/SVT（心房細動/上室性頻拍）
## Atrial Fibrillation/SupraVentricular Tachycardia

## ⌇ この章を読む前に知っておいてほしいこと

### 不整脈は心臓の発達（development）に伴って発生

◆「若い」ときの不整脈

- 心臓の電気回路（サーキット）は結構入り組んでいます
  - なので，ちょっとしたはずみでリエントリーが形成されてしまいます
  - リエントリーの形成は心臓が「完成」する 20〜30 代頃が多いです
    - ➡これが SVT（上室性頻拍）

> #### SVT のルール
> - SVT（上室性頻拍）のリズムには何らかの規則性が存在する
> - 治療は回路のわかりやすいところをアブレーションで「焼く」

◆「老い」てからの不整脈

- 心臓は「完成」したあと，加齢に伴い左房が背中に向かって拡大します
  - その左房の拡大に伴い徐々に P 波も変化していきますが…
    - 大きくなりすぎると洞調律が維持できなくなります
      - ➡これが高齢者の AF（心房細動）

> #### AF のルール
> - AF（心房細動）は絶対的に不整（irregularly irregular）
> - 目に見えるリエントリー回路は存在しないが，起源は肺静脈起始部
> - 「焼く」ことよりも，左房での血栓形成を予防する

## ⎍ この章で出てくる用語

### 🏷脈拍数

正常の脈拍数は 60/分以上，100/分未満です。

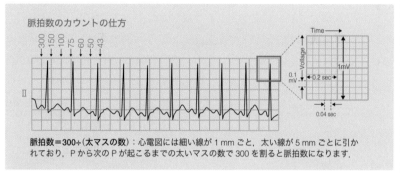

脈拍数のカウントの仕方

II

脈拍数＝300÷（太マスの数）：心電図には細い線が 1 mm ごと，太い線が 5 mm ごとに引かれており，P から次の P が起こるまでの太いマスの数で 300 を割ると脈拍数になります．

### 🏷P 波

心房における脱分極を反映する波です。正常では I および II 誘導において陽性を示し，波高が 0.25 mV を超えず，幅 3 mm（0.12 秒）を超えません。一方で，**V₁誘導における P 波は正常ではほとんどが二相性です。** 早期の右房の脱分極は前方に向かい，初期の陽性波を形成し，引き続いて生じる左房の脱分極は後方へ向かい，後期の陰性波を形成します。

P 波では，時にわずかにノッチが認められます（右房と左房の脱分極のわずかな非同調に起因）。この二峰性の頂点と頂点の間隔を 1 mm（0.04 秒）以上認める場合にはかなり左房の拡大を疑います。

### 🏷PR 間隔

心房の脱分極から心室の脱分極までの時間を表します。P 波の始まりから，QRS 群の最初の振れまでを計測し，正常値は 0.12 秒以上 0.2 秒未満です（それ以上だと I 度のブロックということになります）。

1

╼┤├╾

# 心房の拡大

心電図の本なのに章の冒頭から CT が登場して恐縮ですが，図 1 は筆者が見た中でも最も大きな左房の 1 つとなります。この図で注目していただきたいのが左房は拡大する際には前方に左室（左室は筋肉の塊で非常に頑健です）があるので，背中に向かって拡大しているというところです（矢印）。

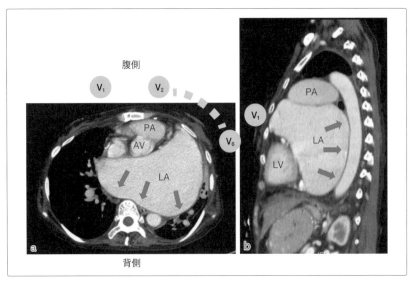

**図 1　CT 画像**
a 横断面，b 矢状面．PA：肺動脈，LA：左房，LV：左室，AV：大動脈弁
〔赤石　誠：左房拡大．medicina 53：604-607, 2016 より改変〕

このようなときに心電図がどうなるかといえば，$V_1$からみてどんどん背面に向かった陰性のベクトルが発生するようになるので，図2のようにⅡ誘導で延びて，$V_1$誘導で二相性の心電図変化を示します。

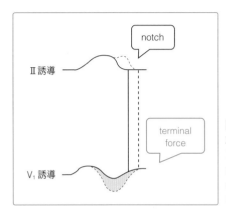

**図2　左心房負荷に伴う心電図変化**
左房の「負荷」に伴う心電図変化（点線部）。Ⅱ誘導ではP波は横に延び，notchのようなものができます。$V_1$誘導では二相性になり，終末に陰性成分が出現します（P-wave terminal force）。

と，ここまでが一般的な左房拡大の心電図所見の説明なのですが，最近この変化が単なる拡大の所見ではなく「実は右房と左房の間の**伝導障害ではないのか？**」ということが言われはじめています。いわゆる房間ブロック（interatrial block）と呼ばれる事象で，電気生理学的検査の発展からわかってきたことです。ここをまず手始めに以下詳しくみていきましょう。

## 房間ブロック

あまり知られていないことですが右房と左房の間にはBachmann束という心筋線維の束が横走しています（図3）。通常は**右房の電気興奮はこのBachmann束を通じて左房に素早く伝達され**，そのおかげで右房と左房はほぼ同時に収縮することができます。しかし，このBachmann束が右脚ブロックや左脚ブロックのように伝導障害（＝房間ブロック）を起こすとP波は幅広くなり，左房の拡大所見と同じ心電図変化を呈することが知られるようになりました。

　ただそうすると，左房が拡大してP波が幅広くなっているのか，単なる房間ブロックなのか，**心電図上は区別が難しい**ということになります。しかもBachmann束は右室や左室のPurkinje束と異なり，それほどしっかりとした構造の高速道路ではなく，かつ全員にあるわけではない（80%程度）。そして，Bachmann束が伝導障害を起こすようなケースでは，いずれにせよ左房がぐっと引き伸ばされて拡大している症例が多いと考えられることから，心房のブロックと左房の拡大は結局オーバーラップすることが多いと結論付けられています。

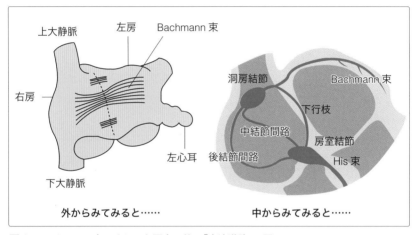

**図3　Bachmann束，そして心房内の他の「高速道路」の図**

　ところで心房には，このBachmann束以外にも短めの心筋線維の束（電気的な高速道路）が存在します（図3）。**右房と左房の間**に網目を張るように伝導路が存在しますし，**洞房結節から房室結節の間**（下行枝，中結節間路，後結節間路など），**肺静脈との間**（心房細動の発生に重大な寄与を果たしています）など，心房と他の構造物の間を結びつけていたりもします。

　こうした房間のブロックについてはまだ研究が進んでいない部分も多いのですが，何らかの形で心房に負荷がかかってこのBachmann束を中心とする高速道路網が寸断されてしまうと，心房のいろいろな部位が勝手に興奮しだ

して統制が取れなくなり，次のセクションで述べる心房細動のような上室性の不整脈を起こしやすくなることが知られています[1]。

　この章の最初のセクションではあらためて notched P とか biphasic P と呼ばれる心房の拡大所見をとりあげてみましたが，実際にこの所見を診療の場でみることは少ないです。これはなぜかというと，心房が拡大し，Bachmann 束などの高速伝導路がズタズタになると，結局調律が**心房細動**になってしまい，「P 波」がみえなくなるからです。なので P 波の拡大所見をみつけたときは，ただそれで喜ぶよりも，この人は近い将来心房細動になるかもしれないというように考えるとよいです。また，左房に負荷がかかっている原因検索も進める必要があります(HFpEF など，後述)。

　次のセクションからは，その**心房細動**の心電図的な特徴をとりあげていきましょう。心房細動の治療にはここ 4〜5 年で様々な進歩がみられ，「早くみつけて介入する」ことが原則になりつつあります。

## POINT

- ☑心房にもブロック(伝導障害)は存在し，その心電図所見は従来の左房拡大所見とほぼ一致する。
- ☑ブロックと左房拡大の鑑別や意義はまだあいまいだが，いずれにせよ心房細動など上室性の不整脈につながっていく。

 文献

1) Lemery R, et al：Human study of biatrial electrical coupling：determinants of endocardial septal activation and conduction over interatrial connections. Circulation 110(15)：2083-2089, 2004

2

# 心臓最大の不協和音

## 心房細動

心臓の電気活動は楽団にたとえることができるかもしれません。そしてその楽団は**洞房結節**という「指揮者」によって統率されています。この指揮者からの命令は，前のセクションで述べた Bachmann 束(コンサートマスターのようなもの？)などの高速伝導路によって心房のすみずみまで伝えられ(図1)，結果として右房と左房は同時に収縮することができるようになっています。

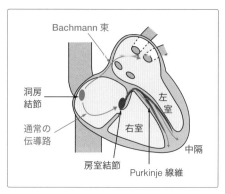

図1　**正常時の伝導経路**

## 絶対的不整脈

そしてこのセクションで取り上げる心房細動(AF)です。AF は「不整脈の王様」としばしば呼ばれますが，これは AF はそのリズムが絶対的不整(irregularly irregular)であり心拍と心拍の間にいかなる規則性も存在しないことに由来します。高速伝導路が寸断されているため指揮者の指示は伝わらず，も

はやリズム感も何もあったものではないという様相です。

　ここで言う「絶対的不整」である，ということはなかなか直感的にわかりにくいのですが，Ⅱ度の房室ブロックを引き合いに出して説明してみましょう ➡ Memo。

---

### Memo　　単なる「不整」脈と「絶対的」不整の違い

#### ① Wenckebach 型Ⅱ度房室ブロック
　PR 間隔がだんだん延長して矢印のところで落ちる。

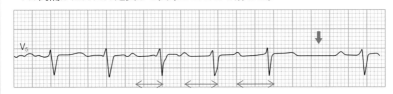

#### ② Mobitz 型Ⅱ度房室ブロック
　PR 間隔が延長せずにいきなり矢印のところで落ちる。

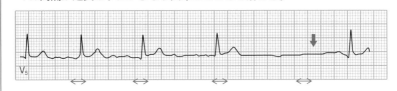

上記は 2 つとも不整脈であることに間違いないですが，QRS だけを見てみると「4～5 拍おき」におちるという規則性が存在します。

#### ③心房細動
　ところが心房細動の脈の乱れは絶対的で，脈の飛び方にいかなる法則も存在しません。これは各々の心電図をもっと離して遠目にみるともう少しはっきりわかるものと思います。

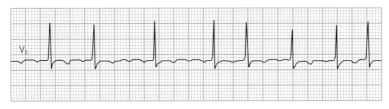

**遠目にみた前頁の３つの心電図**

①

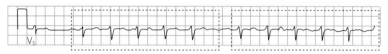

②

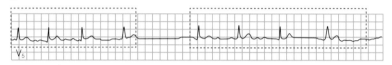

　①，②の２つの心電図には Group Beating（四角部）が存在しますが，以下の③心房細動の心電図にそのような規則性は一切ありません。

③

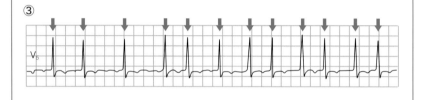

　Wenckebach 型にせよ Mobitz 型にせよ，Ⅱ度の房室ブロックは不整脈でありながらある程度の規則性が存在します。しかし，心房細動にはそんなものは微塵も存在しないわけです。とにかく好きなように脈が飛んでいるのがおわかりいただけるでしょうか？

## 心房細動は瞬く星のように

　「1　心房の拡大」の最後に述べたとおり，心房細動が発生するのは洞房結節の支配力が及ばなくなったときです。わかりやすい例として，血圧が高かったり，拡張不全で左室圧が高くなったりすると心房が拡大します。すると高速伝導路（前述の Bachmann 束など）がズタズタに寸断され，洞房結節による命令が左房にうまく伝わらなくなり，左房の心房細胞はおのおの勝手に号令をかけ始めます。このように夜空に瞬く星のごとくキラキラと心房の中が色々な場所で光って，いくつもの小さなリエントリー回路を形成するのでは

ないか，というのが最も初期の心房細動のモデルです（図2）。

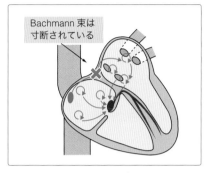

図2　初期の心房細動モデル

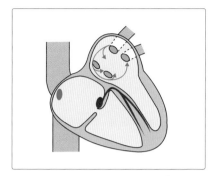

図3　現在の Leading Circle モデル

　しかし，この30年で話はそれほど単純ではないことがわかってきました。いくら絶対的不整脈とはいえもう少し規則性があるのではないか，というところで考えだされてきたモデルが「Leading Circle モデル」（図3）と呼ばれるものです。これは心房の中に一定の大きさのリエントリー回路が発生し，そのリエントリー回路が心房筋の不応期の長さによって不規則に変化し，渦のようにぐるぐると心房の中を回り続けるというモデルで，1980年代に動物実験の結果から導き出されてきたものです。そして，その渦がまた小さな渦を発生させたり，大きな渦へと発展したりするという理由で，絶対的不整となる心房細動という現象をうまく説明できます。

## 渦はどこから発生するのか？

そして1990年代に入り，この渦の発生源はどこなのか？　という方面に話題は移っていきます。電気生理学の発達によって（カテーテルを直接静脈から心臓に入れることができるようになった）心房細動の渦の発生源は**肺静脈の入口部，洞房結節から一番遠い左上方部の入口部**で一番頻度が高いことがわかってきました。

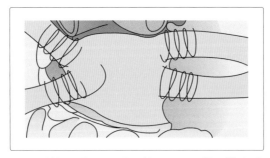

**図4　肺静脈が左心房に突き刺さっている様子(模式図)**
肺静脈に心筋組織がからみつくように迷入していて，そこが心房細動の起源となっていることが多い。

　発生学的には心房は上図のように槍のように刺さってくる肺静脈に心房筋がからみついて完成します(図4)が，そのときに肺静脈に残った心房細胞がピコピコと自発的な信号を密かに出し続けている(あるいは出そうと試みている)ようです。通常そのささやかな信号はBachmann束の巨大な命令系統で上書きされ，心房全体をコントロールするには至りません。しかし，何らかのきっかけで洞房結節からの命令が届かなくなると，その肺静脈の心房の遺残組織からの信号が左房側をコントロールするようになり，互いの信号がぶつかり合って，次第に心房細動に移行していくと考えられています[1]。

## 心房細動のアブレーション

心房細動の約80%が肺静脈起始部に由来するとわかってきたのは大きな福音でした。なぜなら，いささか暴力的ながら，不整脈はその原因となる場所(＝起始部の異所性心房組織)を消滅させれば問題はすべて解決するからです(大まかに)。こうして，1990年代後半に心房細動に対するカテーテルアブレーション治療の幕が上がりました。

　このアブレーションカテーテルというのは，その先端に高周波の交流電流を流す機能をもっており，通電部位周囲の組織を熱凝固させます。主に外科分野でがん組織を焼くために用いられていましたが，これを循環器内科医の

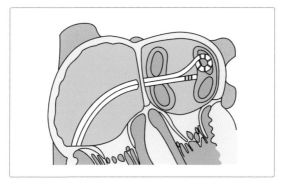

**図5　肺静脈へのアプローチ（Brockenbrough 法）**
大腿静脈から入ったアブレーションカテーテルは心房中隔
を「通って」左房内の肺静脈へと達する。上側の円形のもの
は肺静脈内の活動電位を計測するマッピングカテーテル。

必殺"カテーテル"の先に取り付け，不整脈の原因となる組織の焼灼に応用で
きるようにしたものです。が，それでも心房細動のアブレーション治療は簡
単にはいきませんでした。ターゲットは肺静脈の起始部と明らかなのです
が，右房側から左房側に踏み込まなくては肺静脈にたどりつけないことが大
きな問題でした（心房中隔が邪魔になります）。動脈系（例えば大腿動脈）から
カテーテルを入れる方法もあるのですが，静脈に比べて圧が高く出血の合併
症が多いのと，大動脈弁と僧帽弁を逆向きに通過し，さらに左室の中でU
ターンしなくてはなりません。そのため，一般的には先から針が出るタイプ
のカテーテルを使って心房中隔に孔をあけて，なかば無理矢理にアブレー
ション用のカテーテルを通過させます（図5）。この方法は少々驚きかもしれ
ませんが，心房中隔をくぐり抜ければ肺静脈はすぐ目の前です。

## ┃ 1％の壁

前述したような方法で，肺静脈からの異所性興奮が伝わらないように1点1
点熱凝固させて線を引いていくのが主流ですが（図6），その奏効率は60〜
80％とされています。また，この手技には時間がかかり（2〜3時間），さら
に熱をかけ過ぎると心臓に孔があいてその出血が迅速に止まらないと心タン

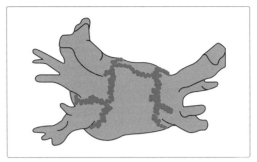

**図6　心房細動のアブレーションで焼かれる場所**
カニのような形をした左房の中で赤い点の1つひとつ
が通電された部位であり，全体として肺静脈を左房か
ら電気的に切り離している。

ボナーデなどの重篤な合併症をたまに引き起こします。こうした大きな合併
症の発生率は1%前後と言われていますが，この1%という数値を60〜80%
の治癒率に対してどう考えるかというのが現在の心房細動治療の大きなジレ
ンマなのです。

　そもそも論なのですが，心房細動があったからと言って必ずアブレーショ
ンを行わなくてはならないというわけでもありません。次頁のUPDATEで
取り上げますが，通常のAF患者さんに関してランダム化試験で予後の改善
が実証された手技ではありません（CABANA試験）。積極的にアブレーショ
ンを行ったほうがよい，という条件の代表的なものとしては，

**1）症状が強い方**
**2）心不全の方〔特にEF（駆出率）が35%以下の方〕**

の2つが挙げられるかと思います。このうち「症状が強い」というのはなかな
か判断が難しいところですが，患者さんに「心房細動のせいでどのくらい
困っていますか？」と直球で聞くしかないと思います。日常生活や仕事に支
障を来している，ということがハッキリしたら，まず抗不整脈薬を開始しま
すが，2〜3か月様子をみてそれでもうまくいかなければアブレーションと
いうのが標準的な流れではないでしょうか？　これに加えて最近の知見

（EAST-AFNET 4 試験）から，AF と診断されてからの時間が短いほうが奏効率が高いということもわかってきました。

　2 項目目の「心不全」というのも漠然としていますが，2018 年に CASTLE-AF という名前の臨床試験の結果が出てからにわかに注目を集めるようになった適応です（重症心不全例でアブレーションが予後を改善）。この試験に参加されたのは EF 35% 以下で，ほとんどが NYHA II-III という方々でしたが，CASTLE-AF 試験の効果が劇的であったため徐々に心不全の方のアブレーションの件数は増えています。

　重ねて書きますが，リズムコントロール（心房細動を洞調律に復調させる）をすべての心房細動の患者さんに強要する必要がない，ということは覚えておいてください。このあたりは心電図だけで解決できないところですので，患者さんとの shared-decision making（エビデンスを開示したうえでの共同判断）が必要になります。

**UPDATE　CABANA 試験**

アブレーションを含めた AF のリズムコントロール戦略が「長期的な予後を改善」したという研究結果は CASTLE-AF 以外に存在しません。重症心不全の患者さん以外の方にアブレーションを扱った RCT として有名なのは 2019 年に出版された CABANA 試験ですが〔JAMA. 321（13）：1275-1285, 2019〕，2,000 例以上の AF 患者をランダム化したこの研究でも，長期的な死亡や脳梗塞といった主要評価項目の発症には差がみられませんでした。

　20 年くらい前であれば，こうしたことはさしたる問題でなかったのですが（とりあえず安全なら何でも OK），最近は EBM の時代になり，介入に予後改善の証明（エビデンス）が要求されるようになっています。この EBM 的な考え方が浸透すればするほど，AF のカテーテルアブレーションはかなり微妙な位置づけとなってきます。日本の医療は世界でも珍しく「供給が需要を生む」（日経新聞 2018 年 4 月 26 日朝刊第 5 面）と

いう構図を取っているからのんびりできているという側面があります
が，規制が厳しい国（米国など）で AF アブレーションを行おうとすれ
ば，かなり患者の症状に関して具体的な記載が求められます。

　ここでもっと突っ込んだ話をすると，症状のコントロールに関して
も，CABANA 試験での検証データが波紋を呼んでいます。この試験で
は AFEQT という質問票を使って患者 QOL の評価が行われていますが，
この AFEQT を用いて評価したカテーテルアブレーション群での QOL
改善の態度は 12 か月で 5.3 ポイントというものでした（95%信頼区間は
3.7～6.9）。専門的な話となりますが，だいたい AFEQT の 5 ポイントの
増減は，心房細動による自覚症状（EHRA スコア）のクラス 1 つぶんの変
動と同様と考えられています。

---

**AFEQT（Atrial Fibrillation Effect on QualiTy-of-life）**
　心房細動患者に特化した QOL を評価するために開発された質問票で
あり，心房細動による症状（4 問），日常生活の制限（8 問），治療の不安（6
問）の 3 つの項目から全体の QOL スコアを算出する仕組みをとっていま
す（0～100 点：0 点が最も QOL が悪く，100 点が最も QOL が良い）。実
際の質問票では上記の 3 項目に治療の満足度（2 問）に関する質問を加え
た 20 問から構成され，すべての質問の回答に要する時間は約 5～10 分程
度です（http://www.afeqt.org）。

---

表　**心房細動による自覚症状**（modified EHRA スコア）

| modified EHRA スコア | 症状 | 説明 |
|---|---|---|
| 1 | なし（none） | |
| 2a | 軽度（mild） | 症状はあるものの日常生活に支障はなく，<u>症状が気にならない</u> |
| 2b | 中等度（moderate） | 症状があり，日常生活に支障はないものの，<u>症状が気になり困っている</u> |
| 3 | 重度（severe） | 症状が強く，日常生活に支障をきたしている |
| 4 | 強い障害（disabling） | 症状が非常に強く，日常生活が続けられない |

下線部は当初の EHRA スコアからの変更点を示す

CABANA の QOL の内容を長期的に見ていくと 12 か月時点の 5.3 ポイントという差は，2 群間（抗不整脈薬のみのコントロール群とカテーテルアブレーション群の間）で次第に縮まり，60 か月後の時点では 2.6 ポイント差にまで縮小します。この変化はカテーテルアブレーション群でQOL が低下したわけではなく，薬物治療群で持続的に QOL が改善してもたらされたものです。こうしたことを考え併せると，アブレーションの適応というのはかなり絞り込まないといけないことがわかります。

　現実として，心房細動の治療は医師が「任せてください，この方法がベストです」と言い切れるほどカッチリしたものはありません。どんな治療をしてもしなくても，満点を取ることは現状では不可能なのです。ワルファリンや DOAC（直接経口抗凝固薬）を投与すれば脳梗塞は予防できますが（60〜70%），出血の可能性は上がります（絶対値で 0.5%程度）。同じように，アブレーションでリズムコントロールを試みれば 60〜80%の患者さんで成功しますが，1%の方が合併症を被る可能性があります。

　今はこうした内容を患者さんと共に考えていく shared-decision making という考え方が臨床の場に導入されています。内科医として患者さん側の「価値観」を理解し，共に判断していくというスタイルのやり方です。

## POINT

### 病態生理

☑心房拡大などで洞房結節の指揮系統が寸断されると,肺静脈の自発的な脱分極が渦を描いて房室結節にランダムに伝わるようになる。

☑こうして発生する心房細動は絶対的に不整(irregularly irregular)であり,他のどんな不整脈とも異なる。

### 心房細動の治療

☑心房細動への初期対応はリズムコントロール(洞整脈の復調)ではない(まずレートコントロール[心房細動のまま脈拍数だけを調節]という考え方が支配的)。

☑カテーテルアブレーションという画期的なリズムコントロールの方法が普及しつつあるが,その際も「リスクとベネフィット」のバランス感覚が必要

### 文献

1) Nattel S:New ideas about atrial fibrillation 50 years on. Nature 415(6868):219-226, 2002

3

⌇

# 規則的で礼儀正しい SVT

前のセクションでとりあげた AF が「絶対的不整脈」だとすると，このセクションでとりあげる上室性頻拍(SVT：supraventricular tachycardia)は「何らかの規則性をもった」頻脈です。慣例的にですが SVT は **AF 以外の上室性の不整脈**すべてを指します(便利な用語なのです)。その SVT の中の鑑別疾患を以下に挙げますが，いずれも規則正しい narrow QRS 頻脈であることに注目してください。

---

**SVT の鑑別疾患**

① AVNRT(atrioventricular nodal reentrant tachycardia)：房室結節リエントリー頻拍

② AVRT(atrioventricular reentrant tachycardia)：(副伝導路を介した)心房心室リエントリー頻拍

③ AFL(atrial flutter)：心房粗動

④ AT(atrial tachycardia)：心房頻拍

⑤ Inappropriate ST(sinus tachycardia)：不適切な洞性頻脈

---

この鑑別のリストは列挙できるとカッコイイですし，たまに役に立つこともあるのですが，これ以上の区別に強いこだわりをもたなくても大丈夫であるということは書いておきます。これらの不整脈が「SVT」とひとくくりにされるのは，その対応方法がとても似ているからです。基本的に $\beta$ 遮断薬や Ca 拮抗薬などの薬で房室結節を抑えますし，心不全兆候や意識障害などの不安

定な患者さんでは即電気ショックをかけます。なので厳密な SVT の区別が
できなくとも対応には困らないのですが，せっかくの機会なので4ページほ
ど突っ込んだ話をしてみましょう。

## マクロリエントリー回路とは？

ここでマクロリエントリー回路という用語に登場してもらいます。SVT の
うち①〜③はその大多数を占めるものですが，いずれも肉眼的に確認できる
ような電気的なサイクル（リエントリー回路）が心臓の中に形成されて発生す
る不整脈です。

　① AVNRT と②（副伝導路を介した）AVRT は，それぞれ房室結節の中の
fast-slow pathway や心房と心室の間に副伝導路（Kent 束）を介してリエント
リー回路を形成します（図1）。

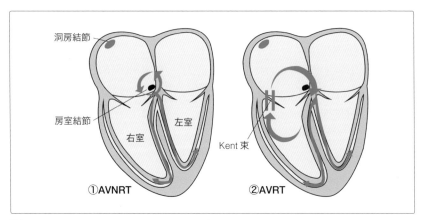

**図1　AVNRT と AVRT のリエントリー回路**
①房室結節の中の fast pathway を下り slow pathway をゆっくり上がっていくパターンが一
　般的。なお，回路をぶった切るためにアブレーションカテーテルで狙われるのは，slow
　fiber となります（房室結節から遠く，三尖弁に沿っているので解剖学的にどこにあるの
　かわかりやすいため）。
②一般的には orthodromic と呼ばれる副伝導路（Kent 束）を心室から心房に逆行するパター
　ンが多く見られます。ちなみに心房から心室に順行するパターンを antedromic といいま
　す。いずれにせよアブレーションの場合，当然，副伝導路がターゲットとなります。

そして，この 2 つの鑑別でよく用いられるのが逆行性 P 波の位置です。例えば図 2 のような 12 誘導心電図はいかがでしょうか？

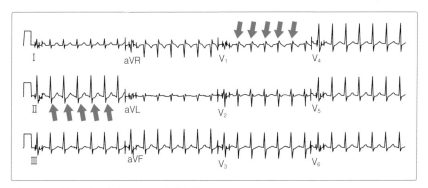

**図 2　逆行性 P 波が存在する 12 誘導心電図**
小さくて申し訳ないのですが，矢印の部分が逆行性の P 波を示しています。

　矢印のところに逆行性の P 波がみられ，これが QRS の直後であることから，普通の判断では AVNRT と考えます（AVRT の Kent 束は少し房室結節から離れていることが多く，逆行性の P 波も QRS から少し離れてみられます）。

　しかし，この逆行性 P 波もその実，30％程度の症例でしかみられず（70％では QRS に埋没してしまう），確固たる指標ではありません。厳密なカテーテルによる電気生理学検査を行うようになってわかったのは，結局のところ SVT のしっかりとした区別は心腔内の電位を測ってみないとわからないということでした。考えることの放棄を勧めているわけではないのですが，SVT の鑑別のために 12 誘導心電図の深読みをすることは結構リスキーです。

## AFL

③の心房粗動（AFL）は少々特殊なリエントリー回路を形成しています（図 3）。右心房そのものを 1 つの単位として回路が形成され，ほとんど（90％）のケースで反時計回りにクルクルと電気的興奮が回ります（この方向が好まれる理由はよくわかっていません）。この心房粗動ですが，ヒトの右房の大

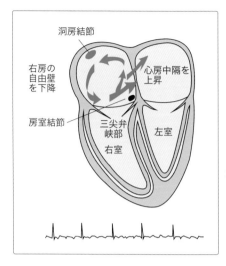

**図3　心房粗動のリエントリー回路**
右房の中を反時計回りに回るリエントリー
回路が形成されている。ちなみに一番伝導
が遅くなるのは三尖弁と下大静脈の境目
で，峡部と呼ばれる（isthmus）。アブレー
ションカテーテルで狙われるのはここで
す。

きさではだいたい1分間に300回のサイクルで電気的興奮がリエントリー回
路を回ることができます。このとき房室結節がダムになって2:1で伝える
と脈拍数は150，3:1なら100，4:1なら75となるわけです。ヒトのSVT
で150なら心房粗動を疑えというのはこのあたりが根拠になっています。

## SVT，特にマクロリエントリー頻拍に対するアブレーション治療

前のセクションのAFのところで述べたように，近年のカテーテル診断と治
療手技の発展により，カテーテルアブレーションがリエントリー性不整脈の
治療に大きな威力を発揮するようになりました。

　SVTのアブレーションとAFのアブレーションが異なるのは，SVTのア
ブレーションの多くは心房中隔を「貫く」必要がなく静脈系の右房・右室だけ
で処理できるということ，そして完治率が非常に高いというところです。特
に図4の3タイプの不整脈に対する治癒率は95％を超えており，アブレー
ションができる循環器内科医が赴任するとその地域のSVTは根絶やしにさ
れると言われるほどになりました。その主戦場となる場所はSVTのタイプ
に応じて図4①〜③のようになります。

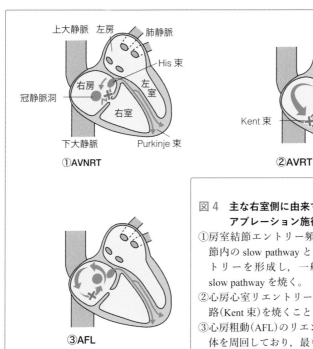

**図 4 主な右室側に由来する上室性不整脈の アブレーション施行部位**

①房室結節エントリー頻拍(AVNRT)は房室結節内の slow pathway と fast pathway でリエントリーを形成し，一般的に弁輪部に近い slow pathway を焼く。

②心房心室リエントリー頻拍(AVRT)は副伝導路(Kent 束)を焼くことによりほぼ治癒する。

③心房粗動(AFL)のリエントリー回路は右房全体を周回しており，最も狭い三尖弁輪部を焼くことが一般的。

　現在の SVT の治療は AF とは異なり，さじ加減が支配していた薬物治療(β遮断薬や Ca 拮抗薬など)から，カテーテルを使って焼いてしまうほうが効率的であるという考え方に完全に移ったといえます。このあたりはサイエンスの進歩を感じるところですね。

## POINT

☑SVT は AF 以外の上室(心房)に由来する不整脈。

☑調律の乱れ，ではあるものの AF と異なる「規則的」な乱れ。

☑そのリズムはマクロリエントリー回路の大きさと場所によって規定される。

**Column** Long RP′頻拍

SVT の鑑別のために，P波/逆行性 P 波と QRS との位置関係に注目するとい うのは，「マクロリエントリー回路とは？」の項で述べたとおりです．簡単 に表にまとめておきましょう（表）．

表 各種調律における QRS 波と P 波との位置関係

| 頻拍中に P波/逆行性 P 波 がない | P 波が QRS と重なるため見えない | 通常型 AVNRT |
|---|---|---|
| | 鋸歯状波 | 心房粗動 |
| 頻拍中に P波/逆行性 P 波 を認める | QRS のすぐ後ろに逆行性 P 波が見える （ノッチ状の場合もある） | 通常型 AVNRT 通常型 AVRT |
| | QRS の手前に P 波が見える （long RP′ 頻拍） | 心房頻拍 非通常型 AVNRT |

AVNRT：房室結節リエントリー性頻拍．AVRT：心房心室リエントリー頻拍．
〔池上幸憲．発作性上室性頻拍（PVST）．medicina 53：658-661, 2016 より改変〕

　通常型 AVNRT は逆伝導が fast pathway を介するため，順行性の伝導で 形成される QRS と逆行性 P 波の時相は重なるか，逆行性 P 波がやや遅れ ます．順行性 AVRT では Kent 束を介して心室から心房に興奮が伝導するた め，QRS の後方に逆行性 P 波が出現します（頻拍の程度によって，Ｔ波と重 なるため認識しづらくなることもあります）．

　非常にまれなタイプですが，P 波が QRS の前方に出現するタイプの頻拍 があります．これを long RP′ 頻拍と呼びます（ある QRS と次の P 波までの 距離が，QRS とその前方に存在する P 波との距離よりも長いという意味）． Long RP′ 頻拍は心房頻拍が多いのですが，それ以外にも非通常型 AVNRT が 原因となることもあります．つまり，逆伝導が slow pathway を介する場合 です．このタイプの AVNRT は，だいたい 10％くらいの頻度でみられると され，よく心房頻拍や洞性頻脈に間違えられます．

執筆協力：池上幸憲（防衛医科大学校 循環器内科）

4

-╍-

# SVT の起源を探る

この章の最後に少し SVT を掘り下げて，そもそもなぜ不整脈が起こるのか，という部分の生物学的な背景を探っておきたいと思います。

## ▌生物とはなんぞや？

生物は，複製可能な遺伝情報(染色体，つまり遺伝子のカタマリ)を細胞というハコに閉じ込めることに成功しました。そして，高性能な脂質二重膜を通して，電解質や糖・蛋白質といったエネルギー源をやり取りしながら，順調に増殖を繰り返していました。こうしてしばらくは(ほんの 15 億年ほど)ただ海を漂っていたのですが，あまりにも無防備と思ったのか，それとも進化の宿命だったのか，あるとき陸を目指すようになりました。そのために「腎臓」が発明され，「海」を細胞外液として身にまとった両生類が約 4 億年前に上陸を果たしました。

　その「海」は，そのままでは電解質や蛋白質による膠質浸透圧のバランスを保てずに濁ってしまうので，定期的に中身を入れ替える必要があります。そのとき，ポンプとしての役割を果たしたのが心臓です。心臓と脈管は，肺や腸から酸素や蛋白質などを取り込んで，新鮮な「海水」として各臓器のすみずみの細胞にまで行き渡らせ，しかるべき細胞活動の後に濁ってしまった水を回収する役割を，魚類から人類に至るまで果たしています。

## 生物の進化をなぞる心臓の発生

さて，解剖の授業等々で，苦労して勉強してきたヒト受精卵からの「発生」ですが，端的に言えば上記の生物の 40 億年近い進化の過程を，受精卵が約 10 か月でなぞるプロセスといってよいと思います。心臓を例に，その段階を追ってみましょう。

【1】まず発生第 3 週終わりごろに原始心筒ができます。この心筒は 4 つの腔に分割され，心房，心室，心球と動脈管の原形が出来上がります。

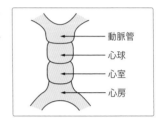

【2】次にこの心筒がループを形成します。これは魚類の心臓とほぼ同じ，一心房一心室の状態です（えらで酸素交換するので，心臓は静脈血しか流れていない）。

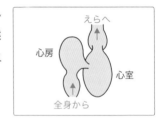

【3】ループ形成の後で心房が分割されると，もう少し心臓らしくなってきます。両生類の心臓と同じ形態ですが，心室で肺からの動脈血と全身からの静脈血が混じり合うので，ポンプとしての効率は悪いままです。

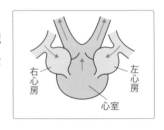

【4】ループ形成後には，心室の中の区切りが形成されます。下の図のように不完全ながら心室中隔が存在するのが爬虫類の心臓です。

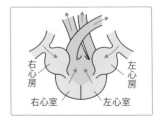

【5】心房も心室も完全に区切られるのが完成した哺乳類の心臓です。動脈血と静脈血が完全に区別され，心臓のポンプとしての効率は最大です。

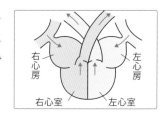

## 先天性心疾患についてひと言だけ

少し脇道にそれますが，心室中隔の形成がうまくいかない場合，心室中隔欠損となります。これは生物の進化のなかでも最終段階で完成したものなので，まだ遺伝的なプログラムミスが多いのか，心室中隔欠損は先天性心疾患のなかで最も多くみられます。次いで多くみられるのが心房の中隔欠損です。どうも生物学的に中隔をうまく形成することは大仕事だったようです。このほかループを形成時に，最後のヒネリがうまくいかないとFallot四徴症になります。これもよくみかける先天性心疾患です（図1）。

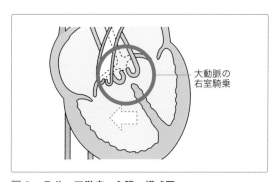

**図1　Fallot 四徴症の心臓の模式図**
ループを形成した心筒の心室の部分は最後にヒネリを入れて心房とドッキングしますが，その際に回転が不十分だと，大動脈が右室側に寄ってしまう（矢印）。すると①大動脈が右室側に乗っかり，②相対的に右室の流出路が狭くなります。すると③右室肥大を来し，さらに④心室中隔の形成もうまくいかなくなり，Fallot四徴症となります。

## なぜ，不整脈は起こるのか?

話を元に戻しましょう。今回は，「なぜ不整脈は起こるか」という話でした。実は，いろいろなタイプの不整脈が原始心筒の4つの構造の境目を源としています。どうも発生学的に心筋細胞が別の組織と混ざってしまうと心臓にとっては具合が悪いようです。

　このことが一番わかりやすいのは，心房と心室の境目が入り組んでしまっている場合ですが，これは副伝導路の形成により心房の興奮が直接心室に伝わってしまい，WPW症候群(Wolff-Parkinson-White syndrome)となります(図2)。また，もともと別組織であった心球と呼ばれる部分は右室の流出路を形成しますが，この部分に他の部分の心筋細胞が混ざってくると特発性の心室頻拍，いわゆるRVOT-VT(right ventricular outflow tract ventricular tachycardia)という若年者に多い特異な心室頻拍を来します(図3)。

　「2　心臓最大の不協和音」で述べたとおり，心房細動の起源は肺静脈に巻きついた心房の心筋細胞です。この巻きついた心筋細胞が，自発的な信号をピコピコと密かに出し続けているために心房細動が起こるのですが，これも

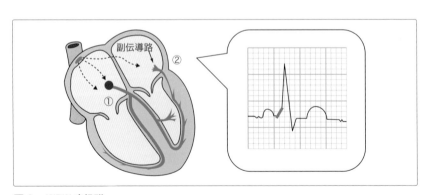

**図2　WPW症候群**
WPW症候群ではQRS波で副伝導路を通じて心室に伝わった心房からの電気的興奮①と，通常の房室結節からの興奮②が融合します。通常のQRSからちょっとはみ出した上記の心電図のオレンジの部分は，副伝導路から心室に伝わる部分を表していますが(デルタ波)，Purkinje線維を通れないので，スパッと伝わらずに脚ブロックのようにぐずぐずとした伝導になります。

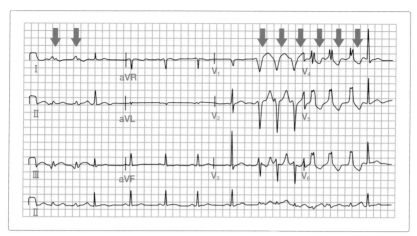

**図 3　RVOT-VT の心電図**
矢印の心拍が VT ですが，まず $V_1$ 誘導で左脚ブロック波形，そして II と III 誘導で下方軸
の部分が普通の VT と違います。このタイプの VT はベラパミルや $\beta$ 遮断薬が非常によく
効き，さらに多くの場合，カテーテルアブレーション治療によって根治できます。

やはり発生学的な境目からの不整脈といえます。こうした解剖学的な不整脈
の発生機序については，カテーテルによる電気生理学検査やアブレーション
から理解が大きく進みました。

　興味のある方は，さらに細かい部分にまで踏み込んでいる文献[1]を，ぜひ
ご一読ください。

## POINT

☑心臓の発生は，ループ形成から心室の中隔まで生物進化をなぞっている。
☑発生学的に異なる部位の境目は不整脈の起源となりやすい。
☑現在はこうしたタイプの不整脈に対し，カテーテルアブレーションによる
　治療が用いられている。

### 文献
1）井川修：臨床心臓構造学—不整脈診療に役立つ心臓解剖．医学書院，2011

Column　成人した先天性心疾患の心電図所見

先天性心疾患は，これまでは小児科の専門分野としてとらえられることが多かったのですが，最近手術やその後の管理が良くなり，成人されて循環器内科のほうで拝見させていただく機会も増えてきました。本コラムでは，こうした成人した先天性心疾患でどのような心電図変化が認められるかをざっくりとまとめましたので，参考程度に読んでみてください（成人の先天性心疾患患者は grown-up congenital heart の頭文字をとって GUCH［グッチ］と呼ばれます）。こうした患者さんでも，心電図はときに貴重な情報をもたらし，診断や予後の判断に役に立つことがあります。

### 心房中隔欠損症 atrial septal defect（ASD）

ASD は GUCH の 30％を占めます（とても多い）。その心電図所見の特徴として挙げられるのは，異常な形の不完全な右脚ブロックですが，末端の r′波がより幅広いのが特徴です（右室負荷所見）。右室負荷がさらに進むと完全右脚ブロックとなりますが，このとき下壁誘導（Ⅱ/Ⅲ/aVF）の R 波の終末部にノッチがみられることが特徴です（ASD 患者の 75％程度でみられます）。

　電気軸に関してはよく知られていることですが，通常は正常軸または右軸偏位ですが，一次孔欠損症では極端な左軸偏位がみられます（伝導束の形成不全が起こって左脚前枝ブロックよって下向きにシフトするためです）。

### エブスタイン奇形 Ebstein's anomaly（EA）

EA では三尖弁が右室側に偏位し，右室の一部が心房化されます（機能的に右心房内に統合される）。有名なのは WPW 症候群の合併ですが（20％程度にみられる），この他に右房の拡大を反映して幅が広く高い P 波がよくみられます。

### ファロー四徴症 tetralogy of Fallot（TOF）

発生時の「心室の回転不良」が原因で大動脈の右室騎乗が起こり，その結果として肺動脈の流出路狭窄や右室肥大を来す疾患です。

　TOF に対しては，低年齢で姑息的あるいは根治的な外科的治療が行われるのですが，このときの心臓切開やパッチが成人になってからの不整脈の原因になることがあります。また下記のような心電図変化を追っていくと，進行性の右心不全などを検出できることもあります。

- 右軸偏位の程度が徐々に進展していく
- $V_1$ の高い R 波から $V_2$ の rS 型への突然の変化が観察されることがある（右室流出路の活動電位の喪失）
- 右脚ブロックはほぼ必出で，その存在そのものが役に立つことはありません。しかし，形態は独特で，非常に長い持続時間（160 msec 以上）を呈すことも稀ではありません（多くはパッチによる伝導遅延です）。

　このうち，長期的なリスクを規定するのはなんといっても QRS の延長です。160 msec を超えて，180 msec 以上の QRS 幅となったような場合には注意が必要だと考えられています（右心不全の徴候などをチェックする）。あとは，「11　異常 Q 波と断片化された QRS」でも取り上げる QRS の断片化もリスク因子です

### 大血管転位症 transposition of great arteries（TGA）

TGA は先天性心奇形の 5％を占め，「大動脈」が右室，「肺動脈幹」が左室に由来するような形態を特徴としています（TOF が発生時の回転不良の疾患であったのに対し，TGA では発生時に心室の回転そのものが起こりません）。

　右室は心房位血流転換術を行った後も全身に血液を送る心室（systemic ventricle）のままであるため，TGA の患者さんでは，

- 右室肥大
- 右軸偏位
- 右脚ブロック型

がほぼ必発です。心房性不整脈もよくみられ，心臓突然死と関連しているといわれています（こうなると心臓移植を行う以外に根治は困難です）。

## まとめ AF と SVT は Narrow QRS

心房を起源とする不整脈で最もよくみられるのは AF です。この AF に関しては心電図上「絶対的に不整」であることが鍵です。この他の心房由来の不整脈は，まとめて SVT と呼ばれ，こちらは何らかの規則性がみられます。

　QRS 幅の狭い不整脈については，この 2 つの鑑別ができるということが最も重要であり，それ以上心電図所見だけから踏み込むことは実際の現場では要望されないですし，おそらくそれで対応に困ることもあまりないのではないかと思います。ただ，最後のセクションで述べたとおり，なぜこうした不整脈が人の心臓で起きるのかということを考えると非常に「人体発生の妙」を感じさせられます。

　さて，ここまでの QRS 幅の狭い，心房由来の不整脈は房室結節が心室を守ってくれていました。しかし QRS 幅の広い，心室由来の不整脈はそうはいきません。心臓のポンプ機能そのものに直接寄与してきますので，より迅速な対応が必要になります。（見かける頻度は低いのですが）次章からこちらをみていきましょう。

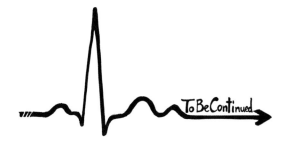

# 2章 VT/VF（心室頻拍/心室細動）
## Ventricular Tachycardia/ Ventricular Fibrillation

## この章を読む前に知っておいてほしいこと

- 前章までの AF や SVT と異なり，VF や VT は幅の広い（120 msec 以上）QRS 波を繰り返すパターンを取ります。

- 幅の広い QRS 波の頻脈（wide QRS 頻拍［wide QRS tachycardia］）は何しろ目立ちます。そのためついつい波形を細かくみて考えたくなりますが，AF や SVT と異なり，心臓のポンプ機能を担う心室そのものが直接影響を受けているので，現実にはすぐに「脈をチェックする」ことが重要です。

  - 橈骨動脈の脈を触れれば SBP は 80 mmHg 以上
  - 大腿動脈の脈を触れれば SBP は 70 mmHg 以上
  - 総頸動脈の脈を触れれば SBP は 60 mmHg 以上

- もし脈を触れることができなければ，すぐに ACLS（二次心肺蘇生法）開始です。脈を触れても，「心不全・意識障害・狭心症状」のいずれかがみられれば，除細動を考えましょう（ちなみに VT でなく VF 波形であるならば脈を触れることはありません）。

- 処置を終え，無事に緊急事態を乗り越えることができたらその原因を考えましょう。多くのケースでは ACS（急性冠症候群）が背後に隠れていることが多いので，ST 部分をチェックしたり，バイオマーカーの測定を行います（すぐに緊急カテを行うこともあるかもしれません）。

- 一方で QT 延長，Brugada 波形，PE などが隠れていることもあるので，念頭に置きながら再度落ち着いた段階の心電図をみてみることも大切です。

## ⎯⎯ この章で出てくる用語

### 🏷 QT 間隔

QRS 群の始まりから T 波の終わりまでの時間を指し，**心室の脱分極と再分極に要したすべての時間**を表します。なお，QT 間隔は心拍数が遅くなるに従って延長するため，QT 間隔を測定する際には心拍数で補正します（QTc）。一般的に，QT 間隔は 0.35〜0.45 秒であり，RR 時間の半分以上となることはありません。

- QTc 短縮（＜0.35 秒）を認めた場合，以下のことを考慮する
  - 高 Ca 血症
  - ジギタリス効果
- QTc 延長（＞0.45 秒）を認めた場合，以下のことを考慮する
  - 低 Ca 血症
  - 薬物効果
  - 急性心筋炎
  - 遺伝性疾患（Romano-Ward 症候群など）

### 🏷 U 波

T 波に引き続く小さな波です（必ず見られるわけではありません）。U 波は中間心筋細胞，つまり心内膜心筋と心外膜心筋の間の心筋（M 細胞），そして His-Purkinje 系の再分極過程を反映しているといわれています。

5

# 腕立て伏せ 1 分間に 100 回

## 目の前で心停止が起こったら

急に心臓が止まり「うっ」と叫んで人が倒れる（図1）。こうした光景は，昔から小説や映画などによく使用され，愁嘆場の数々を演出してきました。

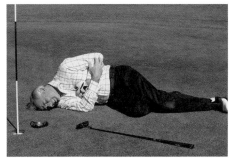

**図1　愁嘆場の例**
劇的なパットを決めた後に胸を押さえて倒れたとおぼしき男性。

そんなとき，例えば上記の写真の方への対応，すぐに頭に思い浮かぶでしょうか？　医療機関で働いている場合，こうした現場に引っぱり出されて青ざめた経験のある方も多いのではないかと思います。具体的な心電図の読みと対応についてみていきたいと思います。

## ❙ 心臓麻痺とは何でしょう？

こうした場面は一般的に「心臓麻痺」と表現されることの多いようですが，この心臓麻痺とは医学的にいかなる事象を指すのでしょうか？　ちなみに"心臓麻痺"なる医学用語は存在せず，この用語は「心筋梗塞」と混同してとらえ

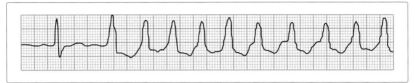

**図2　比較的ゆっくりとした VT の心電図**
この程度の心拍数であれば心臓は十分に拡張する時間をとることができ，脳血流(つまり意識)を保つことは十分に可能。

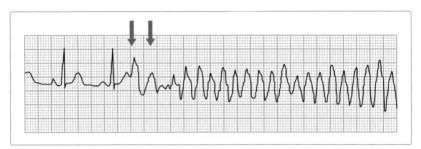

**図3　VF の心電図**
発症をとらえたところであり，洞整脈から PVC(心室性期外収縮)の 2 連発(矢印)を経て VF へと移行している。

られることが多いようです。確かに心筋梗塞で人がバタッと倒れることもあるにはあるのですが(Adams-Stokes 発作など)，病院にたどりつくことができた心筋梗塞の患者さんのストーリーとしては比較的まれです(CPA で運ばれてくる心筋梗塞は全心筋梗塞症例の 5%以下)。何より心筋梗塞は血管が詰まって心筋が死ぬことなので，これは必ずしも"心臓麻痺"とイコールではありません。

　では，心室頻拍(ventricular tachycardia；VT，図2)や心室細動(ventricular fibrillation；VF，図3)などの不整脈で"心臓麻痺"を規定するのはどうでしょうか？　しかしここでも厳密に言うと，VT は一応心臓が動いているので「麻痺」ではなく，VF も心臓がブルブルと震えているので微妙なところです。

　それならば，心電図上の心停止（asystole：心電図がフラットな状態）ならば文句なしの「麻痺」でしょうか？　これは確度が高そうですが，なんとなくここまで来てしまうと心臓麻痺を規定するというより，すべての心臓死を定義することに近くなります。

　はたしてどのように考えていけば，臨床的に役立つ情報となるのでしょうか？　最も新しい考え方としてはこれまで述べてきた心臓麻痺の候補となる用語である，「VT, VF, asystole」の3つの電気的事象を連続的なものとして解釈するのがよいようです →Memo。その Weisfeld の 3-phase モデル[1]では，心停止は，①電気相（0〜4分），②循環相（4〜10分），③代謝相（10分以降）と分類されます。VT/VF が多くみられる**電気相**では AED などによる除細動が最も有効な治療法となり，VT/VF が asystole へと進展する**循環相**では胸部圧迫などの蘇生措置が重要性を増します。ちなみに，最後の**代謝相**では電解質や代謝の乱れに応じた治療法（例：低体温療法）が念頭に置かれていますが，まだ開発段階の治療も多く，具体的な予後も厳しくなる相です。

---

## *Memo*　VT, VF, asystole への流れ

**時系列**

- **電気相**：VT では脈はかなり速い状態となります（180〜250/分程度）。これはネズミの心拍数とほぼ同じで，小動物の大きさの心臓ならば十分に縮んで伸びる（十分な収縮期と拡張期をとる）ことができるのですが，ヒトの心臓の大きさでは十分に拡張する時間がどうしても取れなくなってしまい，たいていショックに陥ります。

- **循環相**：VF は，心電図的には派手ですが，心臓は震えるのみでポンプとしての機能は全く果たしていません。

- **代謝相**：asystole はもはや電気的活動もへったくれもありません。いわゆる「フラット」という状態で，P も QRS も何もない一直線のラインが続く状態です。

---

## ▌正確な診断よりも優先されなくてはいけないこと

医療者は現場で「心臓麻痺」をどうとらえるべきなのでしょうか？　10年ほ

ど前から"心臓突然死"(sudden cardiac death；SCD)という便利な用語が登場し，おそらくこちらが心臓麻痺のコンセプトに最も近いのではないでしょうか。注意すべき点として SCD は，症候の集合体を表す概念で，特定の疾患や心電図所見を指す言葉ではないことに注意してください。発症(ほとんどは意識消失)から1時間以内の，心臓停止を原因とする自然死のすべてを包括した概念です。**この SCD が，心臓麻痺を医学的に表現していると言ってよいのではないかと思います。**

　市井の人々から「心臓麻痺」として恐れられてきた内容は，これまでは「心筋梗塞ではないか？」，あるいは「急に不整脈が起きたのではないか？」とおぼろげにとらえられてきました。これを SCD という用語で取りまとめ，"診断はさておき，起きてしまったイベントに素早く対応することが大事"という発想に転向したわけです。

　蘇生開始までの時間は心肺停止後の生存率に直結しているので(図4)[2]，基本的に心肺停止の場合，イベントの原因は蘇生処置を**始めてから**探っていきます。この手法は，**見つかる可能性の低い診断に拘泥して時間をロスする**

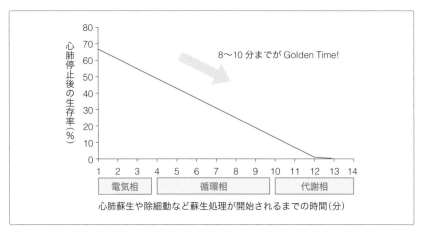

**図4　心肺停止後の生存率は蘇生処置が早ければ早いほど高くなる**

〔2005 American Heart Association Guidelines for Cardiopulmonary Resuscitation and Emergency cardiovascular Care. Circulation 112(24 Suppl)：IV1-203, 2005 を参考に筆者作成〕

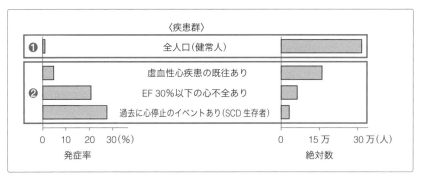

図5　心臓突然死（SCD）の疾患群別発症率と絶対数

**よりも，まずとにかく対応を**という考え方に拠ります。実際，救命可能な心停止例のほとんどは VT/VF によるものであり（電気相から循環相：救命率9.5〜41%），イベント発生後ある程度時間を経てしまっている asystole（多くは代謝相）では，救命率は1%程度にまで落ち込み，いかに早期の電気相や循環相での対応が大事かということが強調されます。

　ここでもう1つ強調したいのは，現場でお目にかかる SCD は基礎疾患がある方ばかりだけではなく，全く健康の方も結構いるということです。図5を見てください。発症確率が高いのは循環器疾患をもつ患者さんたち（❷の囲み）ですが，絶対数は"少ない"のです。SCD の絶対数として多いのはむしろ健常人（❶の囲み）であることに注目してください。それだけに SCD を完全に予防するのは難しいタスクであり，AED の適切な設置などを中心に戦略が考えられていますが，課題の多い分野です。

## ACLS の精神

代謝相よりは循環相で，循環相よりは電気相で対応したほうが救命率は高くなります。ですので起きてしまったイベントに医療従事者が"脊髄レベル"で対応して動き，一刻も早く救命措置を行うことが大事です。そのためにあみ出されたのが，ACLS（advanced cardiovascular life support）のアルゴリズムです。ACLS の詳細は成書に譲りますが，例えば，

**❶ VF を見たらすぐに直流除細動を行う**

**❷心停止ではすぐに心臓マッサージ・気道確保・人工呼吸(CAB)を行う**

といった一連の動作はチームで速やかに行うべく細かく規定が設けられています。こうした緊急時に挿管や中心静脈確保といった派手な手技に一斉に走るのでは，皆がボールに集まる子どものサッカーと同じになってしまいますので，救命の現場では，それぞれの医療従事者が適切な役割を担って動くことが高い蘇生率へと直結します。

**▶レベルの低い蘇生の現場のイメージ**

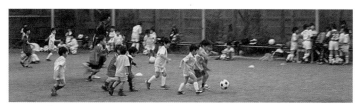

子どものサッカー，だいたいボールがあるところに全員が集まる。

**▶レベルの高い蘇生の現場のイメージ**

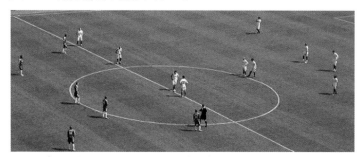

プロ選手によるサッカー，それぞれが自分のポジションを守る。

つまり，直流除細動や心臓マッサージなどの1つひとつのステップを，緊急現場で体が動くように徹底的に叩き込んで，チームで素早くイベントに対応するというのが ACLS の精神です。直近の 2015 年 ACLS 改訂でこのほかにも強調されているのがクオリティの高い蘇生を行うということです。心臓マッサージならば1分間に必ず 100〜120 回，そして必ず 5 cm 以上(JRC 蘇

生ガイドラインでは，それに加えて 6 cm 以下とされています)の深度で胸骨を圧迫するといったことや，ショックをかけるところ以外は**絶え間なく継続**することが謳われています(言ってみれば，蘇生の最中は腕立て伏せ 1 分間に 100 回を絶え間なく行う必要があります)。体力勝負なところもありますが，野球の継投のように適切なタイミングで 2 人目，3 人目を投入することも現場のリーダーの大事な役割です。

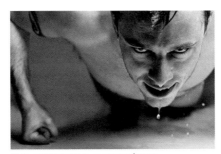

救急の現場は腕立て 100回/分!?

## ACLS は誰のために?

心臓麻痺，つまり SCD は病院にいれば誰でも遭遇する可能性があり，特に夜間業務を担当することになる初期研修医やレジデントはその初期対応を否応なしに担うことになります。そのため，米国の多くの病院では ACLS の習得が臨床研修を始めるための条件となっており，初期研修医たちは研修開始直前に ACLS プロバイダー資格を取り，それを実践していきます。あなたはどうでしょう？　SCD への対応，一度きちんと考えてみてはいかがでしょうか。

## POINT

☑急性期の循環器疾患は「正確な診断」よりも"すぐやること"と"待てること"で分けて考える。

☑SCD イベントには，とにかくすぐ手を打つこと。ACLS のシステマチックな実践が最も大切。

☑ACLS 資格はゴールではなく，緊急の場で有機的に機能するために必要な「道具」。

### 📖 文献

1）Ali B, et al：Narrative review：cardiopulmonary resuscitation and emergency cardiovascular care：review of the current guidelines. Ann Intern Med 147(3)：171-179, 2007
2）2005 American Heart Association Guidelines for Cardiopulmonary Resuscitation and Emergency cardiovascular Care. Circulation 112(24 Suppl)：IV1-203, 2005

---

**Column** Wide QRS 頻拍の深読み

この章では wide QRS 頻拍をすべて VF や VT として扱っていますが，現場ではたまに**脚ブロックを合併した AF や SVT が紛れ込んでいる**ことがあります。その際に最もわかりやすい考え方は

### 「もし冠動脈疾患が絡んでいれば VF や VT と思って対応しろ」

というものです。これは冠動脈疾患をもつ症例で VF や VT を見逃すリスクはあまりに大きいという考え方によるものです。ただ，状況が許せば 12 誘導を記録し，心房興奮を表す P 波と心室興奮を表す QRS 波の関係をしっかりと見極めることができることもあります。その際に参考になるのが房室解離(図 1)や Fusion Beat(図 2)といった所見です。

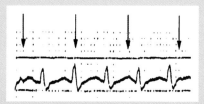

**図 1　房室解離の一例**
矢印部に QRS 波と独立して心房興奮(P 波)が認められる。

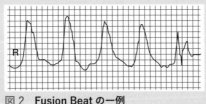

**図2　Fusion Beat の一例**
最後の心拍は心室からの興奮と心房からの興
奮が融合した QRS 波となっている。

しかし，こうした所見は存在すれば診断確定となるものの，みかけること
は稀でしょう（30％くらいといわれています）。この他の診断基準としては，
$V_1$ 誘導でブロックの型をみて，

- **右脚ブロック波形で 140 msec 以上**
- **左脚ブロック波形で 160 msec 以上**

で VT と判断するというものもあります。そしてこれらの組み合わせとし
て今まで述べてきたような**房室解離，Fusion Beat** そして**波形の幅の絶対
値**をアルゴリズムとして組み合わせたアルゴリズムも存在します：

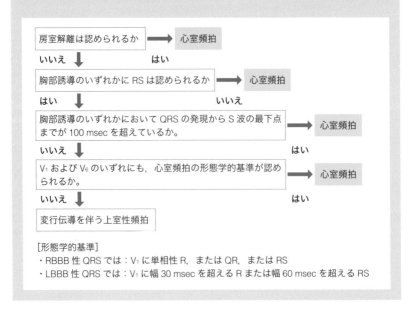

　ただ，このアルゴリズムは非常に覚えづらいことが知られています（筆者も完全には覚えていません）。そこでその簡略版として市民権を得つつあるのが，以下の aVR 誘導の QRS 波形をみていくというものです。

- aVR 誘導の QRS のベクトルが上を向いていれば VT の確率が高く
- 下を向いていれば SVT の確率が高い

　一例として，心電図を1枚みてみましょう（図3）。この症例は実際の検討の場では心電図の「迫力」に押されておそらく VT だろうという意見が支配的でしたが，冷静に上記アルゴリズムをあてはめていくと変行伝導（頻脈に伴う相対的脚ブロック）を伴う SVT とされます。実際にカテ室で細かく調べると AVNRT であり，アブレーション治療で根治しました。

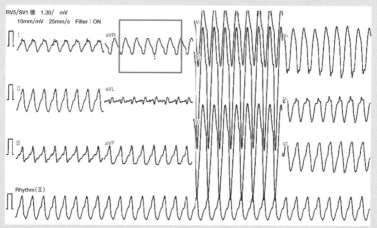

**図3　VT かどうか悩んだ心電図**
一見 VT のように見えるが，aVR のベクトル（尖っている波）の向きは下側であり，SVT の可能性が高い。

6

VT/VF の原因となる心電図変化

前のセクションの半ばほどで VT や VF が何でもない状況から健常人に起きることが（絶対数として）多い，ということを説明させていただきました。しかしだからといって，手をこまねいて VT や VF が起こるのをただ見ているというわけにはいきません。このセクションでは VT や VF の原因となる心電図変化として　①QT 延長，②Brugada 型心電図，そして最後に③肺血栓塞栓症（pulmonary embolism：PE），いわゆるエコノミー症候群の 3 つの疾患を取り上げていきます。

## ① QT 延長—人はなぜ QT をわざわざ"測る"のか？

"QT の長さ"は人間の目を欺きやすいことが知られています。文献データからみても，一般医師が QT 間隔を正しく計測できる確率は 40％以下，**循環器内科医ですら QT 延長を正しく判断できる確率は 50％以下**と言われています（ただし，不整脈を専門としている場合のみ 80％程度まで上がります）[1]。なぜ QT の計測はここまで難しいのでしょうか？　これはまず第一に**どこで QT が終わるのかがわかりにくい**，そして第二に**脈拍数によってそのカットオフ値が変化する**，ということが話を難しくしています。

　QT の終わりは「T 波の終わり」なのでそこまで計測すればよいでしょうと思われるかもしれませんが，これが意外と曲者なのです。QT 間隔の測定を目測で単純に行うと，QT が延長していれば過小評価し，延長していなけれ

ば過大評価してしまうことが知られています。そこで，正しい QT 間隔を求めるため，接線法と呼ばれる方法(図1)を紹介します。この接線法，実は昔懐かし微分法のコンセプトに他なりません。

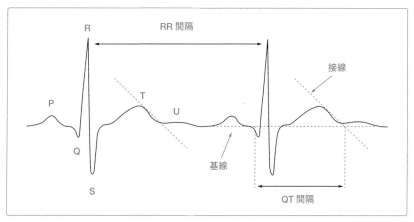

**図1　接線法による QT 間隔の計測**
T 波の下降部分に沿った接線を引き，その接線が基線と交わったところを QT 部分の終点として QT 間隔を計測します。なお，RR 間隔の補正はその直前の拍で行うことに注意しましょう。QT 間隔に影響を与えているのはその再分極の直前の心拍です。

この方法で計測した後ですら，QT 間隔は脈拍数に応じて伸び縮みするので，下記の Bazett の式で補正する必要があります。

$$QTc\,(Bazett) = \frac{QT}{\sqrt{RR}}$$

この式は覚えていただかなくても結構ですが，補正 QT 間隔(QTc)の正常値は 430(男性)～450 msec(女性)程度です。QT を延ばす薬はとても多いので，患者のケアにかかわっているすべての科の医師はこの計測法があるということは知っておいたほうがよいかと思います(図2)。身近なところで抗精神病薬でも，抗菌薬でも，胃腸薬でも QT 延長はみられ，すべての薬剤をリストアップすると 2021 年 3 月現在で 30 系統 200 品目以上あります(https://www.crediblemeds.org)。

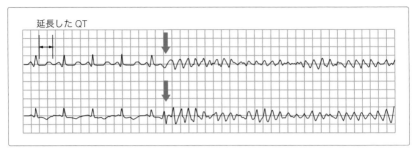

**図2　バイパス手術後にみられた抗真菌薬フルコナゾールによる QT 延長**
　　**（QT 380 msec/QTc 460 msec）**
期外収縮が T 波上にみられ(←)，R on T 現象から Torsade de pointes へと移行しています。

ちなみに，前頁のルールの簡略版として

**「QT 間隔が RR 間隔の半分を超えると QT が延長している可能性が高い」**

という言い伝えもあるにはありますが，頻脈や極度の徐脈のときは使えないので，ご注意ください。

　この補正された QTc ですが，現在ではほとんどの心電図の器械に自動的に計算する機能が備わっています。ですが，そのやり方は接線を引くという愛嬌あるものではなく，T 波の頂点付近を一次微分して，その波の形をパターン認識したうえで計算するというものです。心電図のコンピューターは概ね信頼できる計算値をはじき出してはきますが，弱点は二相性や二峰性の T 波の場合，そして U 波が存在する場合などです。繰り返しになりますが，QT 延長は見落としが許されない所見ですので，やはりしっかりとした確認が必要です。

U 波は，T 波に引き続く小さな上向きの波であり，もしあるならば$V_{2-4}$誘導において最も顕著に認められます。図は低 K 血症に伴って見受けられた U 波ですが，そう言われれば，なんとなく T 波の後ろに変な上向きの波がくっついているなぁ，という具合に認識していただけるのではないかと思います。

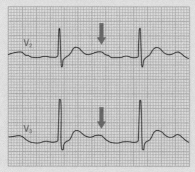

図　低 K 血症に伴う U 波

　この U 波，めったにみかけませんが，ここではちょっとその存在意義を紐解いてみましょう。M 細胞(註1)をご存知でしょうか？　この細胞が U 波の起源を担っています[1]。左室自由壁，側壁から流出路に沿った部分の心筋の心内膜と心外膜の中間心筋層に位置し，いくつかユニークな特徴をもっています。

- 活動電位の持続時間がほかの心筋細胞より長い
- α刺激に対して，周囲の心筋細胞と正反対の反応をする

　さて，心室の再分極は T 波に反映されます。その中で，さらに他の心筋細胞より活動電位の持続時間の長い M 細胞の再分極が顕著だと，T 波が 2 つに分割され，後方成分が U 波として認識されると現在は理解されています。つまり，U 波というのは M 細胞の再分極が他の心室細胞と足並みがそろわないときに出現するというわけです。

正常でもスポーツ選手などではU波がみられることがありますが,

- 広範囲前壁虚血
- 低K血症
- 高Ca血症

などといった病態に関連していることがあります。**広範囲前壁虚血**では,そのときの代償的な$\alpha$刺激に対して,周囲の心筋細胞とM細胞が正反対の振る舞いをしてしまい,U波が顕著となるようなケースです(普通の心筋細胞の活動電位が短くなるのに対し,M細胞の活動電位は長くなり,再分極の過程に差異を生じる)。**低K**と**高Ca**はいずれも再分極の過程に障害をもたらし,M細胞のそれがより顕著であればU波が出現します。

最も気をつけるべきなのは,運動負荷に伴ってU波が出現してくるようなケースでしょう。これは負荷に伴う前壁の広範囲虚血を表している可能性があります。負荷をかけたときに最もST変化が顕著に現れるのは心尖部に近い$V_5$か$V_6$ですが,$V_2$や$V_3$のU波にも注意を払う必要があります。

完全な余談ですが,オバケのQ太郎の想い人はU子さんで,妹の名前はP子でした。なんとなく心電図の配列を思わせます。また,筆者の同僚(心臓電気生理学専攻)にもご令嬢に優葉(ゆうは)と名付けた強者がおります[註2]。

註1　M細胞のMはmid-myocardiumのMであり,発見したAntzelevitch先生の所属していた施設(Masonic)のMでもあります。
註2　T先生,今回の文献の提供本当にありがとうございました。

📖**参考文献**
1) Antzelevitch C, et al：The M cell：its contribution to the ECG and to normal and abnormal electrical function of the heart. J Cardiovasc Electrophysiol 10：1124–1152, 1999

## ② Brugada 型心電図の恐怖

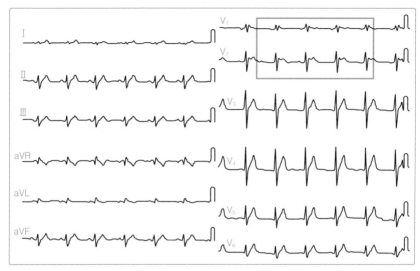

**図 3　産業医の友人から相談を受けた 1 枚**
四角で囲まれた部分：M 型の幅の広い QRS が見られ，右脚ブロックと考えられる。ST も
上昇しているように見受けられるが……。

図 3 の心電図を見てください。これはかなり昔に産業医の友人から相談を受
けた 1 枚です。心電図の ST 部分を見てみると，少し上昇しています。そし
て QRS の波形は右脚ブロックです（脚ブロックについては「5 章　予防医学」
でも扱います）。**右脚ブロックに ST 上昇**とくれば，Brugada 型心電図です。
この波形は名前に濁点が多いことから一時期有名になり，国家試験にも出題
されるようになっていますので，ご存知の方も多いと思います。この波形は
予後が良いと思っていた右脚ブロックでも実は突然死の可能性が高い人が混
じっているらしいということを世の中に喧伝しました。以下その心電図上で
の特徴をみていきましょう。

> **▍Brugada 型心電図の特徴**
> ・右脚右脚ブロックで $V_{1-3}$ に ST 上昇
> ・青壮年期の男性，欧米よりも日本で多い
> ・Na チャネルの異常(*SCN5A* 遺伝子)
> ・「ポックリ」(Pokkuri Disease：夜間苦悶様呼吸後の突然死)の原因

相談してくれた友人の産業医の危惧もこの 1 点にありました。果たしてこの心電図は Brugada なのか？　そうではないのか？

## ▍coved と saddleback

ここではまず，Brugada 型心電図を整理してみましょう。発見の当初提唱された Brugada 型心電図は次の❶のような心電図のものでした。これを coved 型と呼びます〔斜めに急峻に下降して陰性 T 波に移行し，海になだらかに降りていく cove(入り江)のようなカタチをしている〕。今回の心電図は，coved ではなく，❷のようなカタチをしています。こちらは saddleback 型と呼ばれています(馬の鞍)。

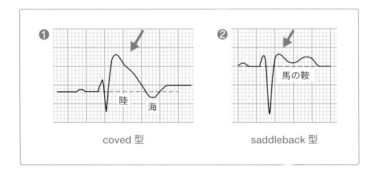

❶ coved 型
❷ saddleback 型
陸　海
馬の鞍

Brugada 波形で突然死と関連しているのは coved 型のほうの心電図変化です ➡*Memo*。今回の産業医の先生の心電図は saddleback 型なので，ここは安心することができそうです。

　ただし，saddleback 型でも失神の既往と突然死家族歴がある場合には誘発を行います。具体的には，胸部誘導の肋間を1つ上にずらしたり，Ⅰcの抗不整脈薬(フレカイニドやピルシカイニド)を投与するのですが，たまにこうした誘発によって saddleback 型が coved 型に変化をすることがあり，そうした場合は，治療方針を積極的なものに変更する必要が出てきます〔ICD(植え込み型除細動器)を考慮するなど〕。

---

*Memo*　**Brugada 症候群**

　Coved 型の Brugada 型心電図変化は，以下の4項目のいずれかを満たす場合，突然死のリスクが高い「Brugada 症候群」として扱います。多くは ICD の適応となります。

(1)心室細動や心室頻拍の既往がある
(2)頻脈による失神の既往がある
(3)電気生理学的検査で心室頻拍が誘発される
(4)突然死の家族歴(45 歳以下)がある

---

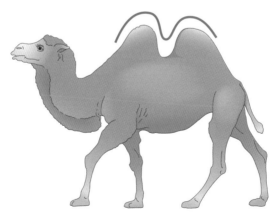

Brugada の saddleback 型は，もしかするとラクダのコブといったほうがわかりやすいかもしれません。

| Column | S 波で判断する Brugada の危険度 |

本文で示したように Brugada 型心電図といっても，coved 型は存外安全であり，なおかつ心電図波形だけでリスクを判断するのではなく，家族歴や失神既往などを組み合わせるという診療スタイルが，ここ数年で確立してきました。そのようななか，もう少し心電図でリスク評価に踏み込めないかというところに切り込んだグループがあります。彼らは実に 347 例の Brugada 症候群患者（すべて無症候）を 4 年間追跡し，その間のイベント発症率を検証しました。すると興味深いことに，

**第 I 誘導での深い S 波の有無**

が予後と関連していることがわかりました。具体的には第 I 誘導に「S 波がなければ」安全であり，逆に「S 波があれば」危険（VT や VF といった致死的不整脈の発症率 20％）でした（図）。

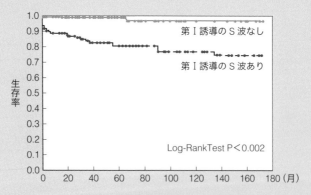

図　第 I 誘導の S 波の存在による生存率の違い
（Calò L, et al：A New Electrocardiographic Marker of Sudden Death in Brugada Syndrome：The S-Wave in Lead I．J Am Coll Cardiol 67：1427-1440, 2016 より転載）

つまり，第 I 誘導で以下のような感じの Brugada 波形はほとんど問題を起こさず，

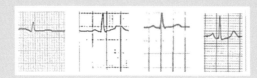

その代わり下の波形のような深く大きな S 波(0.1 mV × 40 msec 以上)があると，結構な確率でイベントを起こすことがわかったのです。

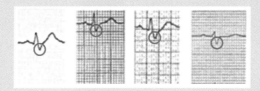

この第 I 誘導の S 波とはいったい何を意味するのでしょうか？　論文の中にも述べられていますが，第 I 誘導というのは**右室の流出路**(右室から肺動脈につながるところ)をみることができていて，この辺りの心筋で**脱分極が遷延**していると VT・VF や突然死を起こしやすいと考えられています。この「右室流出路の心電図異常(第 I 誘導の S 波)」が予後と密接に関連しているというのは，古典的には先天性心疾患の分野で以前から噂されていたことでした(Fallot 四徴症など)。さらに，時折重症の右心不全でも見られることがあります(肺高血圧に伴う右心不全など)。そこに今回 Brugada 症候群からの考案が加わったということになります。

## ③ 肺血栓塞栓症(PE)について

いわゆる PE というと「VT や VF を起こすというより主訴は呼吸困難では？」と考えられるかもしれませんが，最近の臨床研究[2]により失神や心臓突然死の重要な原因であることがわかってきています(例：原因の明らかでない失神患者を系統的に評価した結果，実に 6 人に 1 人が PE でした)。

　その PE の心電図所見として有名なのは，いわゆる S1Q3 の右室負荷パターン(図 4 左)ですが，残念ながらこちらを見かける頻度は 30%以下にすぎず，また重症度とはあまり相関しません。実は，それよりも**右側胸部誘導(V_{1-3})の T 波の変化**のほうが予後をよく反映します(図 4 右)。しかしこちらも残念ながら，いずれもそれほど頻繁に見かける所見ではありません。
　最もよく見かける PE の心電図所見は，実際には「洞性頻脈のみ」ですが，これだけではあまり鑑別に役立ちません。決定的な所見がないところが PE

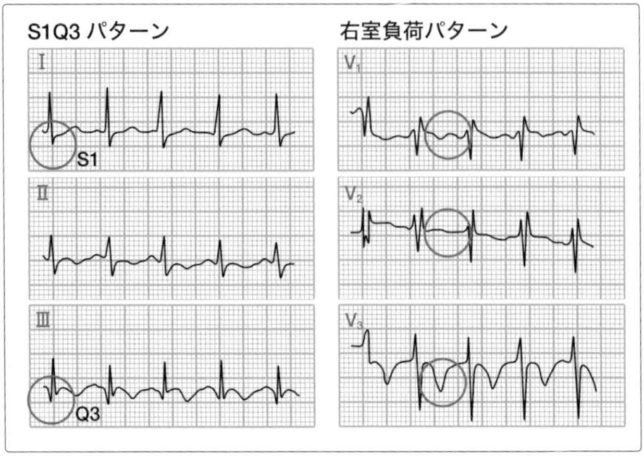
S1Q3 パターン
右室負荷パターン
I
II
III
S1
Q3
V1
V2
V3

図4　典型的な PE の心電図所見

という疾患の難しい部分だと思いますが，最近では D-dimer の使い方もわかってきましたし(低リスクの症例の除外は D-dimer とリスク評価で十分)，肺動脈 CT という強力な画像診断装置も登場したので(中リスク以上の症例の診断に有効)，随分マシになってきたと思います。

## POINT

- ☑QT 測定は難しくミスも多いが，接線法をフルに活用して見落としを避けることが肝要。
- ☑Brugada 型心電図変化は右脚ブロックと $V_{1\text{-}3}$ の concordant な coved 型 ST 上昇。
- ☑失神の既往と突然死家族歴があれば saddleback 型でも誘発を考える。

### 文献

1) Viskin S, et al：Inaccurate electrocardiographic interpretation of long QT：the majority of physicians cannot recognize a long QT when they see one. Heart Rhythm 2(6)：569–574, 2005

2) Prandoni P, et al：Prevalence of Pulmonary Embolism among Patients Hospitalized for Syncope. N Engl J Med 375：1524–1531, 2016

## まとめ 身体を動かすには訓練が必要

VF や VT のような状況においては，AF や SVT のときのように「房室結節が心室を守ってくれる」わけではありませんので，すぐに行動（アクション）を起こす必要がでてきます。ただ，適切な訓練なくして体が動いてくれるわけではありません。この章ではサッカーの事例を挙げてシステマチックなアプローチの重要性を強調させてもらいましたが，医療従事者もプロのサッカー選手のように日頃からトレーニングや実務を積み重ねてこうした対応に慣れていく必要があります。

　物騒な話になりますが，新兵は人を撃つことができません（発砲できる率は 20%程度）。ただ，人の形をした標的をくりかえし訓練で撃つことによって，反射的に敵兵の姿を見かけたら「撃つ」ということができるようになるそうです（95%）。

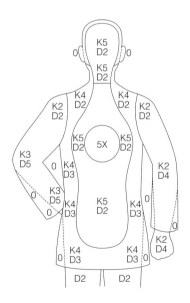

医療の現場においては，この兵隊の事例とは真逆に，VF や VT を見かけたときに反射的に「人を救う」行動（アクション）を体に叩き込む必要があります。

# $3_章$ SIHD（安定虚血性心疾患）
## Stable Ischemic Heart Disease

## この章を読む前に知っておいてほしいこと

### 正常な冠動脈の灌流

- 心臓の血管（冠動脈）は心臓の外膜側を走行しています
  - どの冠動脈もほぼ例外なく心基部から心尖部に向かいます
    - その過程で枝を出し心内膜側へも血液を送ります

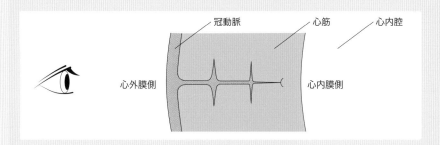

### 狭窄のある冠動脈の灌流

- 冠動脈に狭窄があっても安静時はたいていなんとかなります
  - ただ負荷がかかると他の狭窄がない部分の血管が拡張し，そちらに血液をもっていかれ，狭窄の先の心筋に影響が出ます
    - その際の影響は心外膜側より心内膜側に顕著です。そのため内向きの電気ベクトルが発生し ST が低下します。

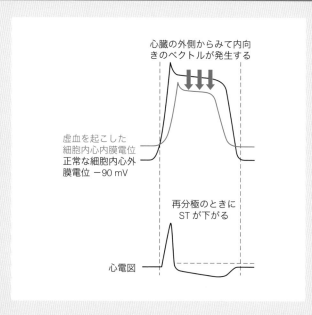

心臓の外側からみて内向きのベクトルが発生する

虚血を起こした
細胞内心内膜電位
正常な細胞内心外
膜電位 −90 mV

再分極のときに
ST が下がる

心電図

要するに

冠動脈に重大な狭窄があると，負荷がかかったときに心内膜側の心筋細胞の再分極の元気がなくなり，心外膜側と電位差が生じる(➡ ST 低下)

## ‿ この章で出てくる用語

### 🏷️負荷心電図

負荷心電図は，運動することで心臓に負荷を与え，負荷前後および負荷中の心電図を記録する検査です。運動により健常な血管の拡張を促し，狭窄した血管遠位部(主に心尖部)の相対的な血流の低下による虚血を検出するために行われます。

7

—↓—

# 病態生理に全く触れない ST 低下の話

世間的には冠動脈が詰まることによる ST 上昇の所見が心電図では有名です
が，この章では安定狭心症例での ST 低下を取り上げます。多いのが安静時
は落ちついているけれども負荷をかけたとき症状が出るというようなケース
の心電図変化かと思いますが，順番に見ていきましょう。

## 「ST 低下」をダイナミックに評価する

まず図 1 の運動負荷心電図を見てください（$V_5$ 誘導のみ）。

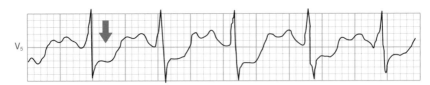

図 1　とある運動負荷心電図

見事に ST が低下しています。もう少し正確に書くと典型的な horizontal（水
平型）depression ということになります。これをレポートなどで正式な所見
として格調高く書くならば，

　　「QRS 波と ST segment の変曲点（J 点）から 80 msec（2 ハコ分）
　　　離れたところで 1.5 mm くらい ST が下がっている」

という表現になるでしょうか？

あるいは以下の一言で済まされることもあります。

**「Positive です」**

ただこのコメントを考えてみましょう。いったい何が Positive なのでしょうか？　有意な狭窄がある，ということ？　それとも，近い将来心筋梗塞を起こす可能性が高いということでしょうか？　あるいは，（実はこの患者さんは進行性胃癌の手術前だったのですが）手術を受けるとまずいということでしょうか？　このあたり心電図の所見のみならず，そのことがもたらす意味という方向にも考え方を展開させていく必要があります➡ *Memo*。

---

*Memo*　　**ST 低下の基準**

- 運動負荷時の ST の読みの細かい基準はいろいろとありますが，とりあえず QRS にベタっとくっついたところではなく，「少し」(60〜80 msec)離れたところで読みます。

- どのくらい ST が低下していれば有意ととるか，について筆者が個人的に使っているのは 1.0 mm です。上昇型の場合は 1.5〜2.0 mm といったところです（このぐらいの判断基準が最も感度が高いと言われています）。

---

## 神は細部に宿る

前述の「Positive」という表記は，実は ST 低下が「心電図変化の陽性基準を満たした」ということにすぎません。もしかしたら冠動脈に狭窄があるかもしれませんが，決して"危険だから手術ができない"や"明日にも心筋梗塞になるかもしれない"といったことを示しているわけではないのです。

　トレッドミル運動負荷試験で ST 低下よりも大事な情報をもたらすのは，**運動できた時間**です。例えば，この患者さんは 10 分以上ものあいだ運動を続けることができたのです。Bruce プロトコールでは，これは 13 METs に相当します（表 1）。13 METs とは重い荷物を持って階段を上がる程度の運動で，相当の負荷になります（日常の労作は 4 METs 程度）。さらに，このときに胸痛や呼吸苦といった狭心症の症状がなかったことも大事な情報です。

**表1　運動負荷時の Bruce プロトコール**

| ステージ | 時間(分) | 傾斜(%) | 時速(km/h) | METs | |
|---|---|---|---|---|---|
| 1 | 3 | 10 | 2.7 | 4.7 | 散歩気分 |
| 2 | 6 | 12 | 4.0 | 7.0 | まだまだ |
| 3 | 9 | 14 | 5.4 | 10.1 | ジョギング程度 |
| 4 | 12 | 16 | 6.7 | 12.9 | そろそろ限界です |
| 5 | 15 | 18 | 8.0 | 15.0 | 傾斜がきつい！ |
| 6 | 18 | 20 | 8.8 | 16.9 | 速度もきつい！ |
| 7 | 21 | 22 | 9.6 | 19.1 | ここまで走れてなぜ心臓の検査を？ |

　こうした ST 変化と負荷や症状のバランスはどのように考えたらよいのでしょうか？　総合評価の大ざっぱな指標としてよく用いられるのが Duke Treadmill Score（DTS）です。この DTS は米国 Duke 大学が編み出した計算式ですが，次のように表記されます。

**DTS＝運動時間（分）－5×〔最大 ST 低下（mm）〕－4×（Chest Pain Index）**

※ Chest Pain Index：胸痛なし 0，胸痛あり 1，胸痛で運動中止 2

　この DTS は診断ツールとして使うこともできますが，それよりもその患者さんの"長期予後"を評価する際に威力を発揮することで知られています。一般的にこのスコアが 5 以上であればリスクは低く，将来的に心臓突然死や心筋梗塞などを起こす可能性は 0.5%未満/年とされています。

---

**DTS によって規定される心筋梗塞などの心血管イベント発生率**

- −11 以下　（高リスク）　年間リスク 5%以上
- −10〜4　（中リスク）　年間リスク 0.5%以上 5%未満
- 5 以上　　（低リスク）　年間リスク 0.5%未満

簡単な計算で求められる DTS ですが，米国の循環器内科医はよくここから逆算し，「10 分」を運動負荷の 1 つの目安にしています。Bruce プロトコールで 10 分間運動できれば，たとえ心電図上で ST 変化が 1.0 mm あったとしても低リスクに分類されるので，そこまでいけば多少の心電図変化があっても大丈夫だろう，と解釈するわけです。

　さらに，この DTS を問診・身体所見あるいは心電図変化による冠動脈疾患診断能と比較した研究[1]があります。図 2 は診断精度を表した ROC 曲線（receiver operating characteristic curve）ですが，これはざっくり考えて左上に近づくほどその検査の診断精度が高くなると考えて見てください。すると，診断の精度が高いのは①＞②＞③＞④という順番になります。ちなみに，全く使えない検査（運まかせ）は一番下の赤い直線のようになり，最高に精度が高い検査は一番上の破線のようになります。

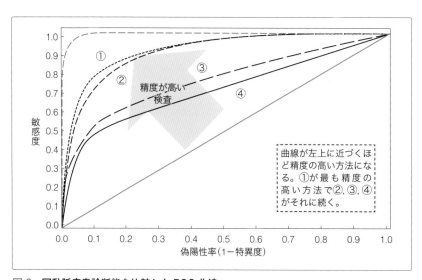

**図 2　冠動脈疾患診断能を比較した ROC 曲線**
参考までに①は DTS＋問診，②は DTS のみ，③は ST 低下＋問診，④は問診のみ。
〔Shaw LJ, et al：Use of a prognostic treadmill score in identifying diagnostic coronary disease subgroups. Circulation 98（16）：1622-1630, 1998 より転載〕

　一番下の④は単なる問診・身体所見による診断能です。③がそれに ST 変化を加味したもので，いずれもそれほど精度は高くありません。一方，②は DTS，①は DTS に問診・身体所見の情報を加味したものです。その差は明らかであり，DTS は重大な冠動脈疾患の診断と予後の評価に多大な威力を発揮することが知られています（その割にあまりレポートでみかけませんが）。

## 全体像を把握しよう

再び冒頭の外科の患者さんに戻りましょう。この方の DTS は 5 以上で，冠動脈疾患があったとしてもそのリスクは低いと考えられます。つまり，運動負荷時の心電図変化は目立ちますが，患者さんの予後そのものは良好と考えられるのです。

　心電図の有名所見である ST 低下は虚血の決め手になる変化です。心筋虚血を早期かつ簡便に，しかも迅速に検出する手段としては，今のところ心電図が最良の手段と言えるでしょう。ただ，その診断能力には限界があることや，目立つ変化に引っ張られて「木を見て森を見ない」ことのないように気をつけてください。DTS を計算することは，患者さんの全体像の把握に役立つので，筆者はぜひとも計算する習慣をつけておいてほしいと考えています。

## POINT

- ☑運動負荷試験の判定は，心電図だけでは限界がある。
- ☑まず診断をしたいのか，それとも予後の予測（周術期管理など）をしたいのかをハッキリとさせる。
- ☑いずれにしても試験全体の判断が重要だが，その際に DTS が役に立つ。結果は○か×か（陽性か陰性か）ではなく，総合的に低/中/高リスクで分けて考える。

**文献**

1) Shaw LJ, et al：Use of a prognostic treadmill score in identifying diagnostic coronary disease subgroups. Circulation 98(16)：1622-1630, 1998

---

**Column**　運動後の心臓はいつまで「負荷」を受けているか

> 患者さんが運動を始めて，1.7 METs，2.5 METs，3.4 METs ……，段々と負荷が上がっていき，血圧は上昇傾向，患者さんの息も切れてきて，そろそろ心配になってきた。もう少しいけるか？　さあ，目標の心拍数は目前だ！　心電図はどうか？　ST 下がってない？　ならよし，ハイ終わりです。お疲れさまでした！

こうしたときに運動を止めてしまえば負荷も取れてひと安心というところかと思われますが，最近の研究によると心臓の負荷というものは簡単には取れないということがわかってきました。実は負荷試験は，負荷時に何か起こるというよりは，負荷がかかってしばらくしてから（だいたい 1 時間以内に）イベントを起こす方のほうが多いのです。

　さらに，負荷終了後の情報のなかにも，如実に患者さんの予後と関連している項目がたくさんあります。代表的なものは，心拍数の回復の早さ[1]，そして期外収縮の頻度です[2]。運動負荷終了後 1 分間で 12 拍以上レートが落ちなかった方，そして心室性期外収縮 7 発以上が回復のステージでみられた方は，長期的な予後が悪くなることが知られています。

**文献**

1) Cole CR, et al：Heart-rate recovery immediately after exercise as a predictor of mortality. N Engl J Med 341(18)：1351-1357, 1999
2) Frolkis JP, et al：Frequent ventricular ectopy after exercise as a predictor of death. N Engl J Med 348(9)：781-790, 2003

8

—⊥—

# 安定狭心症はどれだけ「安定」
# しているか？

## 「安定」vs.「不安定」狭心症

前のセクションで取り上げた「安定狭心症」は，循環器内科で非常によく見か
ける疾患です。狭心症の定義は，❶労作で増悪し，❷安静で軽快する，❸心
窩部の圧迫感，という3条件を満たす症候群です。ただ，このほかにも「不
安定狭心症」という言葉も聞いたことがあるかと思います。いったい何が「安
定」狭心症と「不安定」狭心症を分けているのでしょうか？

　現在教科書などでよくなされる説明は，**安定狭心症では動脈硬化が進んで
血管が年輪のように狭くなっていく**のに対し，**不安定狭心症ではプラークが
一気に破裂する**，というものです。しかし，こんな見てきたようなことを
言ったとしても，実際に生きている患者さんの冠動脈の中身が見えるわけで
はありません。ですので臨床の現場では，まず症状からアタリをつけます。

> **安定狭心症**＝胸部症状はあるものの，1か月以上「安定」している
> **不安定狭心症**＝発症1か月以内であり，症状は悪化していく

つまり，これは狭心症だ！という前述の❶〜❸の3条件を満たす胸部症状が
あっても，それが1か月以上にわたって決まった労作で（例：朝に地下鉄の
階段を上る）同程度の症状ならば（例：胸が苦しくなるが数分で治まる）その

狭心症は「安定」しているととらえられます。逆に最近急に症状が出てきた，安静時にも胸苦しさを感じるなどの所見があると「プラークが破裂した」不安定狭心症なのではないかと考えるという訳です。

なお，ここで言うプラークとは，動脈硬化層内に脂質と遊走してきたマクロファージがたくさん詰め込まれている粥腫と呼ばれる組織です。マクロファージがコレステロールを貪食して怒り狂うとこのプラーク内部が不安定になり（＝炎症を起こして），そのまま破裂すると不安定狭心症や心筋梗塞を起こします。

## 心電図の安定性

安定狭心症では，心電図変化が「安定」して再現されるという側面もあります。つまり，前章の症例のように一定の負荷量で常に安定してSTが低下するということになります。例えば，トレッドミルのステージ3の9分を過ぎた10.1 METsという運動量の辺りで，ほぼ必ず胸部症状やST低下がみられるといった塩梅です。

一方，**不安定狭心症では安静時や軽い労作でSTが上下したり，T波がひっくり返り**，その変化の度合いが患者さんの予後にかかわってきます。ただ注意事項として，米国での急性冠症候群全体のデータを見てみると，STが下がる症例の予後はST上昇型心筋梗塞（ST segment elevation myocardial infarction；STEMI）と遜色ないことが知られています。つまり，STが上下する場合は要注意なのですが，T波がひっくり返るだけのような例は，心電図変化は派手なものの実はそれほど予後が悪いわけではありません（図1）。これまでも繰り返し述べてきたように，心電図のわずかなSTの上下が国賓のように丁重に扱われるのに対し，T波の声高な主張（＝変化）があっさりと無視されるのには，それなりの理由があるわけです[1]。

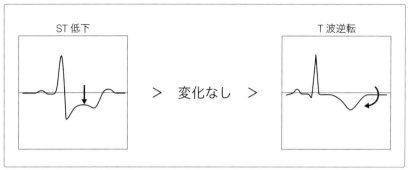

**図1　不安定狭心症の心電図パターンによる院内予後**

不安定狭心症(最近では「非ST上昇の急性冠症候群」と呼ばれることも多い)の心電図のパターンについては，①ST低下＞②変化なし(症状あるいはトロポニンの上昇のみ)＞③T波逆転の順番で予後が悪いとされています(米国で行われた観察研究では院内死亡率がそれぞれ4%, 2%, 0.2%でした)。

〔Mueller C, et al：Prognostic value of the admission electrocardiogram in patients with unstable angina/non-ST-segment elevation myocardial infarction treated with very early revascularization. Am J Med 117：145-150, 2004 より作成〕

## POINT

☑安定狭心症の"安定"は，1か月以上の症状安定。同じ労作で胸部症状や心電図変化が再現される。

☑微妙なST変化でも，派手なT波逆転より予後に重要な意味をもつ。

 **文献**

1) Savonitto S, et al：Prognostic value of the admission electrocardiogram in acute coronary syndromes. JAMA 281(8)：707-713, 1999

# 9

安定狭心症の治療の進歩

安定狭心症に対する治療は，ほんの10年前まで，カテーテルを用いる経皮的冠動脈インターベンション（PCI）と，冠動脈バイパス手術（CABG）が代表格でした（図1）。血管の狭くなったところを広げるPCIと，迂回して新たな血液供給路を確保するCABG，これらの優れた治療法を得て安定狭心症の治療は確立されたかにみえました。

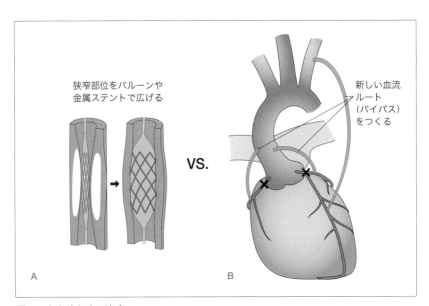

**図1　安定狭心症の治療**
A：経皮的冠動脈インターベンション，B：冠動脈バイパス手術

　当初この2つの治療法は，大まかに病変が一枝か二枝ならばPCI，三枝や左主幹部病変ならばCABG，という住み分けで「共存」していましたが，2021年現在，薬剤溶出ステントなど新たなデバイスの開発とカテーテルの技術の進歩によって，単純な三枝病変や左主幹部の近位にもPCIが行われるようになってきています。こうした新たな時代を迎えて，単なる狭窄部の数だけで治療法を選ぶというよりは，病変の複雑さ(SYNTAXでスコア化)に応じてPCIとCABGを使い分けるようになってきています。また，糖尿病や腎臓病など，背景因子によってもそのバランスは若干異なってきます(背景疾患が重いとCABGのほうが予後良好)。

　しかし，この20年で進歩してきたのはこうした侵襲的な治療法ばかりではありません。むしろ，近年の大規模臨床試験の結果を踏まえ，安定狭心症へのPCIの適応については慎重な判断が求められるようになってきています。運動や食事の指導法，そして薬の使い方についても格段に理解が深まり，より**根治的な治療法**として認識されるようになりました。

## ▌束になった薬の威力

約40年前にCABGが薬物療法と初めて比較されたとき(CASSという臨床研究です)，薬らしい薬といえばニトログリセリンぐらいで，何とアスピリンが使われていた割合が全症例のたった3%，その他の薬にいたっては影も形もない時代でした。

　そこから，まずアスピリンやクロピドグレルといった**抗血小板薬**による劇的な予後改善効果が確立し(1980年代)，さらに心拍数を落として酸素消費量を抑える**β遮断薬**(1990年代前半)，コレステロールさらには狭窄部位のプラークを退縮させる**スタチン**(1990年代後半)，そして左室収縮能が落ちている心臓のリモデリング(線維化)を防止する**ACE(アンジオテンシン変換酵素)阻害薬とアンジオテンシンⅡ受容体拮抗薬(ARB)**(2000年代)といった薬が虚血性心疾患の二次予防に導入されてきました。

　これらの薬剤は，1剤につき概ね10％程度の心臓突然死や急性心筋梗塞といったイベントの抑制効果があるので，4剤合わせれば理屈のうえでは，$0.9^4 \fallingdotseq 0.66$でイベント発生数は3割以上の減少です。ここに**週5回ほどの運動（1回20分の有酸素運動）や魚中心の食生活**などといった生活指導も加わりますから，かなりのパワーを発揮します。なお，この虚血性心疾患の二次予防の項目は，米国のガイドラインでは以下の「ABCDE」という語呂でまとめられています。

| | |
|---|---|
| A | **Aspirin** and **ACE/ARB** |
| B | **Beta-blocker** and **BP**（blood pressure） |
| C | Cigarette and **Cholesterol** |
| D | Diet and Diabetes |
| E | Education and Exercise |

（太字は薬剤関連）

## ┃ Like a Rock（岩のように安定している）

　こうしてPCIとCABGがしのぎを削る間に，20年間にわたって密かに力を蓄えてきた「ABCDE」ですが，2007年に発表されたCOURAGE試験[1]で本領を発揮しました。この試験では有意狭窄が血管造影で証明された安定狭心症例に対し，全症例にしっかり「ABCDE」を順守させ，そのうえでPCIを行って狭窄を解除するか（PCI＋至適薬物療法群），それともそのまま様子をみるか（至適薬物療法群）でランダム化しました。結果として約2,200例を5年間追跡しましたが，なんと生存率や心筋梗塞の発生率に差は認められませんでした（ハザード比1.05，95％信頼区間0.87～1.27）。

　Oculo-stenotic reflex（OSR）という言葉がありますが，これは狭くなった病変を広げたくなるという循環器内科医によくみられる"反射"です。OSRが起こって手軽にPCIを行ったとしても少し前までは笑い話で済んでいましたが，COURAGE試験後はもはやシャレにならなくなりました。「ABCDE」

で岩のように安定した狭窄に対し介入を行うには，症状のコントロールなどそれなりの理由がなくてはならないのです。

　安定狭心症は，「ABCDE」の力を得て，文字どおり盤石の安定度を誇れるようになりました。以前は負荷時の心電図の動きだけで見てきましたが，今はカテーテルによる血管造影，そして虚血の領域の定量評価や狭窄前後の流量の評価でPCIやCABGの適応が選べるようになってきました。やはり冠動脈，見た目より中身ですね[2]。

## POINT

☑安定狭心症では，薬や生活指導が「根治的」な治療法としてとらえられるようになっている。

☑Oculo-stenotic reflex は勇気（COURAGE）で克服しましょう。

### 📖 文献

1) Boden WE, et al：Optimal medical therapy with or without PCI for stable coronary disease. N Engl J Med 356：1503-1516, 2007
2) 竹内一郎. 人は見た目が9割. 新潮新書；2005.

### UPDATE　ISCHEMIA 試験

COURAGE試験の問題点として，虚血の程度が大したことがなかったのではないか，あるいはそもそも虚血の定量評価が十分なされていなかったのではないか，という指摘がありました（ここでいう虚血評価というのは，先述の運動負荷試験でのDuke Treadmill Score［重症：－11点以下］や，画像負荷試験での定量的評価［10～15%以上の領域で血流低下］）。そこで，COURAGE後に9年かけて行われたのがISCHEMIA試験です（37か国の320施設から登録された5,179例を，薬物治療のみの保存的治療群［2,591例］と薬物治療に血行再建術を加える血行再建群［2,588例］にランダム化）。

　ISCHEMIA 試験では中等度か重症の心筋虚血が証明されている患者を対象としたのですから，これは血行再建群が有利であろうと想像されていましたが，結果は薬物治療と同等でした（最長 4.4 年の追跡を経ても重大なイベントを発症した患者の割合は乖離しませんでした）（図）。

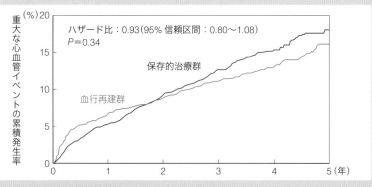

**図　ISCHEMIA 試験における各群のイベント発生率**
〔Maron DJ, et al：Initial Invasive or Conservative Strategy for Stable Coronary Disease. New Engl J Med 382：1395-1407, 2020〕

　結果を額面どおりに受け取れば，同試験が対象としたような安定狭心症であれば，虚血があっても血行再建術は不要と解釈できます。ただ一方で，2 年目以降のカプランマイヤー曲線は少しずつではあるものの差が開きつつあるので，長期的には血行再建群の優越性が認められるはずだとの意見も，あるにはあります（ISCHEMIA 試験事務局は今後も長期追跡調査を行うことを表明しています）。

　COURAGE から始まって ISCHEMIA に至るまで，これらの試験の結果は，狭窄や虚血があるからといって早急に PCI や CABG を施行するのではなく，薬物治療の内容や自覚症状の程度，さらに患者がこれから先の健康状態をどう考えるかも踏まえて，よく話し合って総合的に治療方法を判断すべきことを示しているように思われます（手技の優劣はとにかく，「急いで決めるな」というところになりますが，ここは誰もが納得できるところなのではないでしょうか？）。

10

# スパズムはこの世に存在しない？

## 虚血性心疾患をめぐる日米のアプローチの違い

さて，安定狭心症の中でも ST が上がるものがあります。こんな心電図❶の方です。

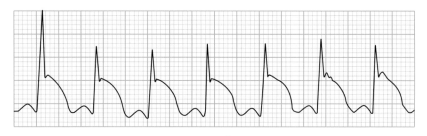

心電図❶

この方は，明け方の安静時に胸痛があったのですが，軽快とともに心電図変化も正常化（心電図❷）し，念のため行った冠動脈造影もクリーンで血栓も何もありませんでした。

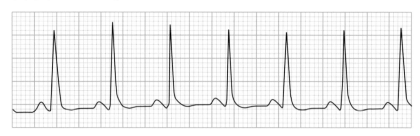

心電図❷

　この病態はいわゆるスパズムと呼ばれる狭心症です。より専門的には冠動脈攣縮による狭心症(vasospastic angina；VSA)ということになり，日本の教科書では異型狭心症として必ず登場し医師国家試験にも出題されています。その特徴は，以下のとおりです[1]。

> ①喫煙者に多い
> ②血管内皮機能が障害され，過収縮する
> ③アセチルコリンの冠動脈注入で誘発(カテーテル検査)
> ④硝酸薬・カルシウム拮抗薬で治療

一方でこの VSA は米国では少ない，あるいは**ほとんどない**，とされていて鑑別疾患の議論に上がることもありません。なぜでしょうか？

## カテーテルか？　核医学検査か？

VSA の頻度の差は，胸痛症例に対する日米のアプローチの違いを物語るものではないかと筆者は考えます。日本で虚血性心疾患が疑われた場合に**一番手軽に行われる検査は，ハッキリ言ってカテーテル検査です**(図 1A)。他科に頭を下げる必要もなく，カテ室さえ空いていれば待ち時間もおそらく最短です。そのカテ室で冠動脈を造影し何もなかったら，「症状があるのにこれはおかしい」ということになります。すると，「アセチルコリンを打ち込んで誘発してみよう」ということになり，「ほらスパズムだった」という流れになります。

　一方米国では，虚血性心疾患疑いの患者さんがあまりにも多く，循環器専門医はあまりにも少ない(事情は日本と大きく異なります)。すべての患者さんにカテーテルはできませんし，万が一合併症が起こったときの訴訟リスクも半端ではないので，**ほとんどの症例で先行して核医学検査などの非侵襲的検査が行われます**(図 1B)。なので，冠動脈造影して何もなかったら，核医学検査の偽陽性ということで話は終わります。

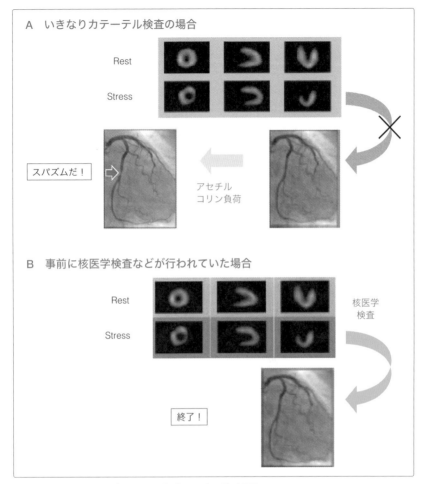

**図1　冠動脈造影が正常であった場合の日米の胸痛評価**
A：日本の場合，核医学検査を行わない例が多く，カテーテル検査の際にアセチルコリン
　　負荷を行いVSAの誘発を試みる（矢印部分に狭窄が起こっている）。
B：米国では核医学検査が行われる例がほとんどなので，微小血管障害（もしくは胃食道逆
　　流症）と診断される。アセチルコリン負荷は行わない。

　あるいは造影で見えないような2mm未満の血管の障害（微小血管障害）
（図2）か，GERD（胃食道逆流症）などとしてそのまま様子をみるという方針
のケースが多かったように思います。

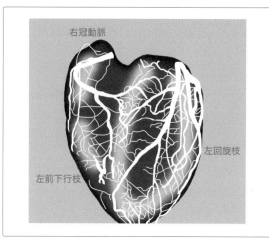

**図2　冠動脈造影像の模式図**
多くの心筋領域は実はこのように微小血管によって栄養され
ている。実際に冠動脈造影ではっきりと見える 2 mm 以上の
血管は心臓の全血管の 5%にすぎないといわれている。

## 冠動脈が正常な狭心症の 2 面性

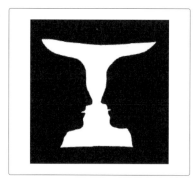

**図3　ルビンのつぼ**

「ルビンのつぼ」（図3）と呼ばれるだまし絵があります。見る人によってつぼ
に見えたり，人間の横顔に見えたりするこの絵のごとく，冠動脈が正常な例の
胸痛でも，カテーテルを先に行えばアセチルコリン負荷試験を行って VSA
と診断され，核医学検査を先にやれば偽陽性で微小血管障害と診断される，
というのが日米におけるスパズム経験数の差を作り上げたのだと思います。

## POINT

☑冠動脈攣縮によって大きな血管が一過性に完全閉塞すると ST が上昇する。

☑スパズムはカテーテル検査によるアセチルコリン誘発試験で診断され，日本人に多くみられる疾患。

☑米国でスパズムが少ないのは，核医学検査が先行し，VSA が眼中にないから（かもしれない）。

### 📖 文献

1) 小川久雄，他：循環器病の診断と治療に関するガイドライン（2012 年度合同研究班報告）冠攣縮性狭心症の診断と治療に関するガイドライン（2013 年改訂版）．https://www.j-circ.or.jp/cms/wp-content/uploads/2020/02/JCS2013_ogawah_h.pdf（2021 年 4 月 22 日アクセス）

虚血の記憶(Ischemic Memory)

心臓は通常脂肪酸を主なエネルギーにして収縮しています(70〜80%)。これはカラダの中でも珍しいケースで，ほとんどの臓器は糖をエネルギーにしています。糖は効率的なエネルギー源で解糖系(嫌気系)からクエン酸回路(好気系)と電子伝達系(好気系)を利用して，糖1分子から30分子以上のATPが作り出されます。脂肪酸の$\beta$酸化(超好気系)はさらに効率的にATPを作り出すことができ，例えばパルミチン酸1分子からは実に130分子ものATPが作り出されます。

ただ，この$\beta$酸化は大量の酸素を消費するのと代謝のスピードが遅いので，血流が豊かで単純な収縮/拡張を繰り返す心臓にはうってつけですが，脳や肝臓のようなクイックな代謝を要求する臓器のまかないには，適していないようです(これらの臓器は糖を食べます)。しかし，緊急事態が発生して血液(酸素)が送り込まれなくなると，心筋細胞も背に腹はかえられず，糖をエネルギーとして使い始め(嫌気系である解糖系)，しばらくの間脂肪酸の代謝はストップします。この現象を利用して虚血部位を拾ってくるのが，心筋脂肪酸代謝シンチグラフィという検査です。これは例えば，数日前に胸部症状があり，それが虚血による症状だったのかを判断しなくてはならないときに有用です。実際に心筋が(虚血で酸素不足になって)糖を使うほどの緊急事態に陥っていたのならばその部分に脂肪酸は取り込まれず，画像で黒く抜けます。もしも虚血現象が起こっていなかったのであれば，順調に脂肪酸が取り込まれているはずです。

この検査は日本で開発されたものですが，BMIPPという脂肪酸に放射性同位体123をラベルした分子($^{123}$I-BMIPP)を注射します。本セクションで話題に挙げたような冠動脈攣縮や血栓が溶けてしまった場合の虚血現象の診断に有用だと思いませんか？　発作が起きてから，おおよそ2週間程度有効です。

11

# 異常Q波と断片化されたQRS

ここまで安定している冠動脈疾患のST変化を中心に話を進めてきましたが，この章の最後にQRS波の変化についてもみておきましょう。

## 異常Q波について

冠動脈疾患が念頭にあるとき，QRSを見て考えることは，ひと昔前であれば「異常Q波があるか？」というところだったかと思います。日常よく見る健康診断の心電図でも，異常Q波は特にわれわれの目を引く項目の1つです。

　このことは長年，異常Q波を見ることで梗塞部位が壁を貫いているか（貫壁性），心筋の内膜にとどまっているか（非貫壁性）を鑑別できる，と言われてきたことに由来しています。これは1950年代に，かのMyron Prinzmetal博士が動物実験を基に提唱し，半世紀以上にわたって継承されてきたことです。しかし，21世紀に入ってMRIによって心臓の筋肉の状態を細かく見ることができるようになりました。ガドリニウムという造影剤を使うと図1のように梗塞部位は白く染まります。

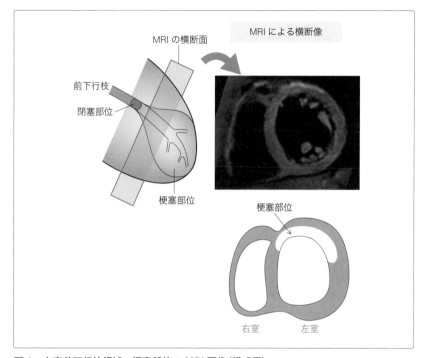

**図 1　左室前下行枝領域の梗塞部位の MRI 画像（模式図）**
健康な心筋は黒く描写され，梗塞部位はガドリニウムによって白く抜ける。

こうした MRI 画像と心電図を照らし合わせると，Q 波の有無は局在よりも
むしろ梗塞部位の大きさそのものを反映するということがわかってきまし
た[1]。つまり，心内膜下だろうが貫壁性だろうがある程度の大きさがあれば
異常 Q 波は出現する，ということがわかったのです。

　また，近年カテーテル手技や抗血小板薬の使い方の進歩に伴い，大きな梗
塞はひと昔前ほど見かけなくなりました。それを反映して，異常 Q 波を伴
う心筋梗塞の割合は，以前は心筋梗塞全体の 2/3 と言われていましたが，最
近は 1/3 程度にまで減ったと言われています。

Memo　　**異常Q波の定義**

異常Q波の見立てですが，深いことはもちろんなのですが，実は幅広いことが大事な条件です。

①幅広いこと
Q波の幅が40 msec（小さな1マス分）あれば異常Q波です。

②深いこと
QRSの中でも高くそびえるR波。そのR波の直前に海溝のように存在するのがQ波ですが，その深さがR波の1/4から1/3あれば異常Q波として文句のつけようがありません。絶対値で深さ0.1 mV以上という定義を使うこともあります。

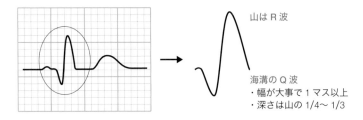

山はR波

海溝のQ波
・幅が大事で1マス以上
・深さは山の1/4〜1/3

③冠動脈の解剖に沿っていること
例えばⅡ/Ⅲ/aVFなど，冠動脈の走行に沿って複数の誘導で異常Q波が認められれば，説得力はいっそう増します。

## 断片化されたQRS

このように心筋梗塞のときの梗塞部位がどんどん小さくなりつつある時代を迎え，徐々に駆逐されつつある異常Q波ですが，代わって取りざたされているのが「断片化」と呼ばれる心電図上の減少です。小さな梗塞巣でも脱分極する順番を乱すことがあります。

これは，梗塞を起こした部位が，

❶**ごく部分的な脱分極を起こした**
❷**梗塞部位を挟んでいろいろな方向に脱分極が向かう**

という現象によるものですが，結果として左室の脱分極が不均一でジグザグ
になります。すると，心電図上 QRS 波も見事にバラバラに断片化されます。
最近では図 2 のようなパターンに分類されることが多いようです。

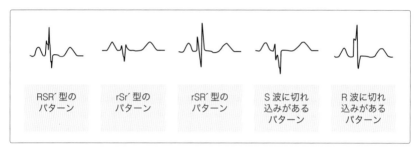

**図2　断片化 QRS のさまざまなバリエーション**
〔Das MK, et al：Significance of a fragmented QRS complex versus a Q wave in patients with coronary ar-
tery disease. Circulation 113（21）：2495-2501, 2006 より改変〕

こうした QRS の断片化と呼ばれる所見が，カテーテル時代の梗塞の診断に
当たり異常 Q 波以上の精度をもっていることがわかってきました[2]。2013
年現在，具体的にデータとして示されているのは以下のようなことです。

> ▌**QRS の断片化**
> ①異常 Q 波と同様に“前壁”や“下壁”などといった部位診断が可能
> ② 120 msec 以下で幅が狭くとも診断的な意義がある
> ③梗塞部位の診断のみならず予後の判定にも役に立ちそうである

この断片化された QRS 所見は Brugada 症候群や Fallot 四徴症といった心筋
梗塞以外の心疾患でも注目を集めており，不整脈の発生や予後との関連がみ
られています。今後，要注目の心電図所見と言えるでしょう。

　虚血性心疾患を考えるにあたり，「起こってしまった」という異常Q波や
QRS断片化は，総じてできることがいまひとつ少なく，ST部分ほど重要性
はありません。それでもたまに，いきなり心電図にこうした変化があらわれ
たので患者さんに話を聞いてみると，「ああ，そう言えば2〜3か月前に胸が
苦しかった」などと答えが返ってきてヒヤッとすることがあります。

　こうしたケースではABCDEの導入を速やかに行い，CTなどでLM(左冠
動脈主幹部)病変の除外や心機能評価を行っていきます。なお，OAT(occlud-
ed artery trial)やISCHEMIA試験があるので，陳旧性心筋梗塞のケースでも
いきなりカテはしなくなりました。

## POINT

☑異常Q波は，どちらかと言えば深さより広さに注目する。
☑異常Q波がなくとも断片化されたQRSは注目に値する。

### 📖 文献

1) Arai AE, et al：Q-wave and non-Q-wave myocardial infarctions through the eyes of cardiac magnetic resonance imaging. J Am Coll Cardiol 44(3)：561-563, 2004
2) Das MK, et al：Significance of a fragmented QRS complex versus a Q wave in patients with coronary artery disease. Circulation 113(21)：2495-2501, 2006.

Column　心筋梗塞の分類　あれこれ

### Q 波と非 Q 波梗塞

本章でも少し触れましたが，ST が上がった下がったということの他にも心筋梗塞の分け方はあります。PCI 以前は，異常 Q 波が梗塞巣の局在性（貫壁か非貫壁か）を表すなどの分け方が主流でした。しかし最近の画像検査の進歩で，異常 Q 波は単に梗塞巣の大きさを反映するのみ，ということがわかってきました（場所によらず梗塞が大きいと出現）。また，Q 波が出現してくる時期はイベント発生の 24 時間後くらいが多いので，そのときには再灌流療法のタイミング（12 時間以内）を逸してしまっています。そうしたわけで，基本的に Q 波があろうとなかろうと大きな治療方針は変わらないので，異常 Q 波による心筋梗塞の診断は最近ではあまり用いられなくなっています。

### 急性と陳旧性梗塞

さらに，心筋梗塞を急性と陳旧性（通称：old MI）と分類する向きもありますが，これは手抜きにすぎる分類ではないか，と個人的には思っています。イベントを起こした後の心筋梗塞というのは千差万別で，急性期にどういった治療を受けたのか〔例：STEMI status post PCI to LAD（左前下行枝への PCI 後）〕，PCI やバイパス手術（CABG）を受けなかったとしたらそれはなぜなのか（例：STEMI で 12 時間経過後や，Non-STEMI で低リスクだった）などの情報はその後のリスク評価には欠かせません。また，たまにエコーで動きが悪いだけ，あるいは心電図変化が出ただけの old MI の方がいたりします。こうした情報を盛り込まずに，急性期を過ぎた心筋梗塞を old MI とひとくくりにするのは，ちょっと大雑把ではないでしょうか？　old MI という表記にはなんとなく「**急性胃腸炎**」のような胡散臭さを感じてしまいます。

## まとめ　変化する安定虚血性心疾患のとらえ方

この章では ST 低下を通じて安定虚血性心疾患のことを中心にみてきました。安定虚血性心疾患は，以前は次章で扱う急性心筋梗塞に直結する疾患として扱われていて，PCI や CABG を早期に行うことでその発症を防いでいると考えられてきました。しかし，本章でとりあげた COURAGE や ISCHEMIA 試験の結果からその考え方は否定され，今はむしろ異なる疾患概念ととらえられ，治療も薬物療法のほうが脚光を浴びています。

　こうした考え方の変化に伴い心電図所見の扱いも単に「ST 低下があるかどうかみる」というところではなく，どういう状況で低下したか，さらにそのときの患者さんの背景疾患などを加味して総合的に扱うようになってきています。この章の冒頭でとりあげた Duke Treadmill Score（DTS）に如実にその考え方が取り入れられており，現在の循環器診療の考え方そのものを体現していると言ってもよいかと思います。

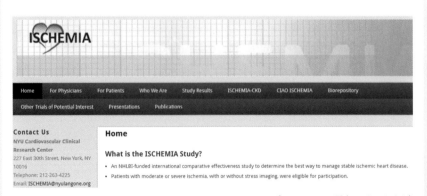

〔ISHCHEMIA 研究 メインサイト〕

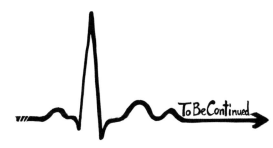

To Be Continued

# $4$章　ACS（急性冠症候群）
## Acute Coronary Syndrome

---

## ⟿ この章を読む前に知っておいてほしいこと

- QRS 波のすぐあとに ST 部分が続きます（S 波から T 波まで）
- ST 部分は心室心筋の再分極のフェーズにあたります（ゆっくり電位が戻る）

正常な再分極

大きな心筋梗塞の再分極

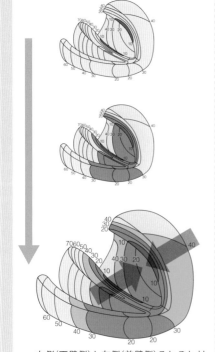

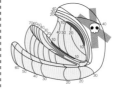

①大きな心筋梗塞が起きると，梗塞部分の再分極がストップする

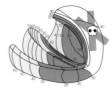

②ただ，梗塞の反対側の再分極は健全に起こる（外膜側から内膜側へ）

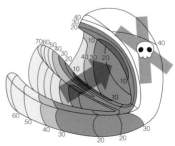

右側（下壁側）と左側（前壁側）それぞれ対称に外膜側から内膜側へと電位がもとに戻っていく（薄い赤側から濃い赤側へ）

③その反対側の健全な再分極が「透ける」ため電気的なベクトルが生じる（その電極的なベクトルを感知して ST が上昇）

左図にみられるように要するに心電図上の ST 上昇は

**反対側の再分極が見えるくらいの大きな梗塞がちょっと前に起こったよ**

というシグナルということになります。

## ┴ この章で出てくる用語

### 🏷ST セグメント

J 点(QRS から ST にかけての曲線の変曲点)から T 波の立ち上がりまでの間のことを指します，心室の脱分極の終わりと再分極の初期を表していて，**心筋梗塞急性期や心内膜下虚血によって影響を受けやすい部位なので，しばしばその診断やリスク評価に用いられます。**

- ST セグメントの変化に関する閾値
  - ST 上昇
    - ・0.1 mV 以上の J 点の上昇
    - 例外) $V_{2-3}$ 誘導では 0.2 mV 以上
  - ST 下降
    - ・0.1 mV 以上の J 点の下降
    - 例外) $V_{2-3}$ 誘導では 0.05 mV 以上

### 🏷T 波

心室の再分極を表します。正常の T 波は**非対称**で，前半部分は後半部分と比較して傾斜がなだらかですので，今度ぜひ注目してみてください。**この成分も虚血によって影響を受けやすい部位ですが，ST ほど特異的でなく，さほどリスク評価には貢献しません。**

12

# ST 上昇のルールブック

心電図で注目されるのは何といっても ST 部分（ST segment）です。前章では ST 低下から安定狭心症の内容を扱いましたが，この章では ST 上昇のほうを扱っていきます。まずその基準からみていきましょう。

## "ステミ"──ST elevation MI

ST 部分で最も恐れられるのは，そこが上昇しているパターンです。いわゆる ST 上昇型心筋梗塞（STEMI［ステミ］：ST elevation myocardial infarction）と呼ばれる病態です：

- 冒頭のまとめにも書きましたが，心電図が STEMI パターンということは，冠動脈が詰まって**まだ間もない**ということであり，詰まった先の心筋はまだ生きています
- なので，発症から 6～12 時間以内（来院から 90 分以内）に詰まった血管を再灌流できるかどうかに患者さんの予後がかかっています

**"Time is muscle"**という言葉がありますが，STEMI は治療が遅れれば，それだけ大きく心筋が損なわれます。ここを見逃せば患者さんの死亡率は 2 倍に跳ね上がることが知られています（12% → 25%）。よって，心電図から STEMI だと確信したら速やかに循環器内科医をたたき起こし，カテーテル室の技師さんにも招集をかけることが推奨されています。

しかし，現場での STEMI の心電図診断にはかなりのプレッシャーがかかります（循環器内科に電話するのは，織田信長に直訴するようなものだと仰った救急医がいました）。そこで自信をもって判断できるように，もう少し細かく STEMI の規定をみていきましょう。

## ST はどこからが上昇か？

古典的なルールは「**1 mm 以上の ST 上昇が 2 つ以上の誘導でみられる**」というところです。ここで注意しなくてはならないのは「2 つ以上の誘導」が解剖学的に隣り合っていなくてはならないというところで，例えば，心臓の前壁なら $V_{1-4}$ のあたり，逆に下壁なら II/III/aVF のうち 2 つ以上ということになります（この 2 つの誘導パターンで STEMI の 80% をカバーできます；残りは側壁の I/aVL が入ったパターンです）。

この誘導の数以外に ST の高さに関する細かい規定も設けられています[1]；

- 偽陽性が多い $V_{2,3}$ のみ，「2 mm 以上」とすると感度を損なわず特異度が上がります（false alarm を防ぐのに役立ちます）
- さらに $V_{2,3}$ に関して<u>女性では 1.5 mm 以上としてみたり（男性では 2.0 mm のまま），40 歳以下では 2.5 mm とする</u>と，これも特異度が上がることが知られています

上記のように少しでも偽陽性をなくそうと努力が続けられていますが，そもそもこの偽陽性（STEMI と間違って循環器医を呼んでしまう）はゼロにできるものではありません。一般的に 5〜10% 程度が許容範囲と言われています。注意していただきたいのですが，0% が良いという訳ではないということです。「ウチは STEMI の診断を絶対に間違わない，誤診率 0% だ」というような施設の方々は，むしろ **STEMI を見逃している可能性があります**。心電図の限界を踏まえて，厳しくなりすぎないための数値が，この 5〜10% という値なのです。

## 鏡像変化と早期に出現する異常 Q 波

この他に STEMI でカテーテルチームを呼ぶか，を判断するための役に立つ情報に，「STEMI では必ず**鏡像変化**が存在する」ということがあり（図1，2），ここを真剣に探す必要があります。鏡像変化の程度が微妙な症例もあるかと思いますが，鑑別しなければならない早期脱分極，心膜炎，左室瘤といった疾患では，鏡像変化を来すことが「**ない**」ので（心外膜炎での aVR 誘導は例外），この鏡像変化の有無は非常に役に立ちます（図3）。

あとは，早期に出現した**異常 Q 波**も STEMI の確認に役に立ちます。実は 1/3〜1/2 の症例では発症から 6 時間以内というごく早期にすでに異常 Q 波がみられることが知られていて，これも広範囲の STEMI を強く示唆します。

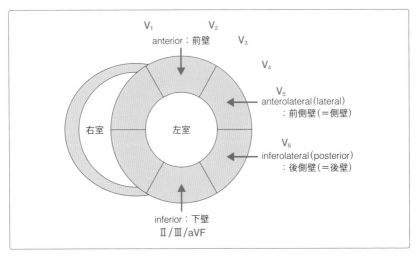

**図1　STEMI を診るにあたっての各誘導の捉え方**
この図は心電図をスパッと輪切りにしたものだが，イメージとして前壁部分を $V_{1-6}$ 誘導が，そして下壁部分を II/III/aVF 誘導がカバーしているといったところをつかんでもらえれば幸いである。

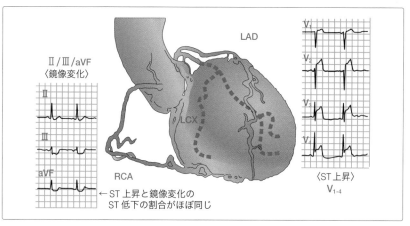

### 図2　STEMI の心電図の実例

これは心臓の左室と冠動脈の走行を組み合わせたイラストである（右室は写っていないので RCA のわきにスペースがあいている）。左冠動脈の前下行枝（LAD）と左回旋枝（LCX）と右冠動脈（RCA）の位置関係がよくわかる。よくみると V₁₋₄ の ST 上昇と Ⅱ/Ⅲ/aVF の鏡像変化による ST 低下の割合が，絶対値ではなく QRS の高さとの比で，ほぼ同じであることに注目してほしい。

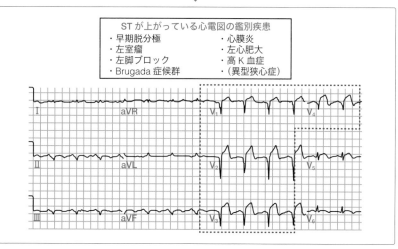

### 図3　左室瘤の心電図

ST は V₁₋₄ で派手に上昇しているが，Ⅱ/Ⅲ/aVF などの誘導で鏡像変化は全くない。

## POINT

☑STEMI 診断に有意な ST 上昇は 1 mm 以上とされているが，$V_{2,3}$ だけは 2 mm 以上。

☑早期脱分極，心膜炎，左室瘤などといった STEMI と紛らわしい鑑別疾患の存在を忘れずに。

☑鏡像変化は STEMI の診断を確定させるのに役立つ所見。時には目を皿にしてみよう。

 文献

1）Rokos IC, et al：Appropriate cardiac cath lab activation：optimizing electrocardiogram interpretation and clinical decision-making for acute ST-elevation myocardial infarction. Am Heart J 160（6）：995-1003, 2010

13

# Door-to-Balloon Time とは ？

---

「Open Artery Hypothesis」という近代循環器内科学の中核を成す概念があります。これは 1980 年代に Eugene Braunwald 医師（『ハリソン内科学』や『ブラウンワルド心臓病学』の編者でもあります）が提唱したセオリーですが，もともとはイヌの実験で，糸で心臓の血管を結紮すると約 6 時間後から同心円状に心臓の筋肉が壊死し広がっていくことから考案されました（図 1）。要するに「**心筋の不可逆的な壊死が始まる前に血液を再灌流させることを一番に考えましょう**」ということなのですが，実際に最近の臨床研究から，この再灌流の時間が早ければ早いほど，予後が良いことがわかってきました。

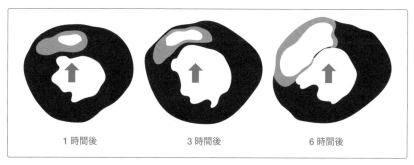

|  |  |  |
|---|---|---|
| 1 時間後 | 3 時間後 | 6 時間後 |

**図 1　イヌを用いた動物実験の結果**
左前下行枝を結紮してからの時間が長くなれば長くなるほど梗塞巣（図中の白色部分）が大きくなっていく様子を示している。

　「12　ST 上昇のルールブック」で述べたとおり，STEMI は冠動脈が数分〜数時間以内に突然，完全閉塞したということを示唆します。STEMI で詰まった血管を再灌流させるために最も効果的な方法は，直接バルーンで広げるPrimary PCI です[註]。そして，この PCI が病院内でどれだけ迅速に行われたかを示す指標が Door-to-Balloon Time（DTB：ディーティービー）と呼ばれるものです。

註：t-PA など線溶系薬剤を流す方法もありますが，Primary PCI と比べて短期と長期の成績が劣り，出血の合併症(約 5%)も無視できないため，日本ではほとんど用いられることがありません。

## Door-to-Balloon Time は生死と直結する

DTB とは，STEMI の患者さんが救急外来のドアを開けて病院に到着してから，カテーテル室に運ばれて最初に詰まった血管の中のバルーンを広げるまでの時間です。早ければ早いほど良さそうであり，確かにいろいろなデータをみても DTB が短いほど院内の死亡率や合併症を起こす確率は下がります(短期的な予後だけでなく 1 年後生存率も DTB が 30 分延びるごとに 7.5%低下する)[1]。このデータを受けて欧米のガイドラインが推奨する DTB のカットオフは 90 分です(ガイドラインの上で"必須"とされる class I 推奨です)。

　なお，興味深いことに個々の症状の発症からバルーンまでの時間(Symptom-to-Balloon Time)では DTB ほどハッキリした予後との相関は示されていません。これは救急車を呼ぶタイミング(患者さん側の生命に危機を感じる閾値)はだいたいそろっていて，あまりぶれないということではないでしょうか？　一方で，患者さんが救急車をコールしてからは，ひたすら医療従事者の努力がものをいう，ということになります。

## どのように DTB を短縮するか？

ガイドラインに 90 分という目標値が記載された 2004 年ごろに米国でその目標を達成することのできた施設はわずか 15％で，症例ベースでも全体の 35％以下であったといいます。そこで，その後 5 年くらいの間で

❶胸痛患者は 10 分以内に心電図をとる
❷救急車の中からモニター心電図を伝送してもらう
❸救急医が循環器内科を通さず直接カテーテル室をコールする

といったさまざまな改善努力が行われ，2014 年くらいからほぼすべての米国の施設で DTB 90 分以内が達成可能と謳われるに至りました（75〜90％）[2]。日本でも 2014 年から DTB が緊急カテーテルを行う際の保険点数に加味されるようになり，にわかに注目を集めるようになっています。カルテの記載などを求められるケースも増えているので注意してみてみましょう。

　ちなみに我々も自分達のデータで日本の病院での DTB のトレンドを検証してみたことがあるのですが，2014 年を境に DTB 90 分以内の条件を満たす症例の割合は確かに増えていました。ただ問題もあり，増えた分の症例は主に軽度の方々であり（元々死亡リスクが低い方々）今後はよりきめ細やかな設定が必要になると考えられます[3]。

# POINT

☑ST 上昇が 2 つ以上の誘導でみられる → STEMI? → DTB 90 分以内を意識する。

☑DTB 90 分以下というのはかなりの努力が施設ぐるみで必要だが，予後（と点数）にかかわってくるため真剣にとらえる。

### 📖 文献

1）Rathore SS, et al：Association of door-to-balloon time and mortality in patients admitted to hospital with ST elevation myocardial infarction：national cohort study. BMJ；338：b1807, 2009

2）Bradley EH, et al：National efforts to improve door-to-balloon time results from the Door-to-Balloon Alliance. J Am Coll Cardiol 54（25）：2423-2429, 2009

3）Ikemura N, et al：Consequence of reimbursement policy alteration for urgent PCI in Japan. Lancet 391（10136）：2208-2209, 2018

14

# ST 上昇の"深読み"

中盤のこのセクションからは，それぞれの誘導における ST 上昇が何を意味しているのか，病態生理に基づいた"深読み"を加えていくことにしましょう。少し込み入った内容になりますが，誘導の位置関係の復習になります。

## ST 上昇の局在

先のセクションでも述べたとおり，3 本の主要な冠動脈のうちどこが詰まったかによって ST が上昇するパターンは異なります。

❶右冠動脈(RCA)が詰まればⅡ/Ⅲ/aVF
❷左前下行枝(LAD)が詰まれば V$_{1-4}$
❸左回旋枝(LCX)が詰まればⅠ/aVL

この梗塞部位を正しく認識することは**診断とリスク評価**，双方の面からとても大事です。一般的に前壁梗塞は他の部位の梗塞より合併症が多く危険ですし，それぞれの部位を別々に見ても，血管の近位部が詰まっているか遠位部が詰まっているかで梗塞巣の大きさが違ってきます。よりリスクが高ければ PCI などの処置を(さらに)急ぐ必要性も出てくるでしょう[1]。

梗塞部位の確認には実はこの先があり，心電図をみていくことでさらに突き詰めることができます。冠動脈の解剖の理解にもつながりますので，次ページからカバーしていきましょう。

## Ⅱ/Ⅲ/aVF で上昇の場合

冠動脈の前下行枝は左前下行枝（left anterior descending artery；LAD）として有名なのですが，その対をなす後下行枝（posterior descending artery；PDA）はいまひとつ影が薄いです。この PDA はぐるっと後ろ側に回った右冠動脈（right coronary artery；RCA）から派生するのですが（図1），10％前後の人では左回旋枝（left circumflex artery；LCX）から派生することもあります。最近の臨床研究の結果によるとこの PDA が RCA からでているか LCX から出ているかは急性心筋梗塞の際に結構大切で，LCX から PDA が派生している患者さんのほうが予後は悪いようです（理由は後述）[2]。

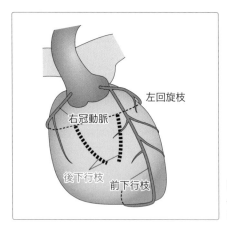

**図1　後下行枝（PDA）の模式図**
心臓の裏の PDA は右冠動脈（RCA）もしくは左回旋枝（LCX）から派生する。

　では下壁梗塞の際に RCA が原因なのか LCX が原因なのか，心電図から鑑別する方法ですが，以下のように行います。

- Ⅱ誘導とⅢ誘導の ST 上昇をみて，どちらが高いのか見ます
- Ⅱ誘導は左側（4時方向），Ⅲ誘導は右側（8時方向）から心臓を見ているので，ちょうどそれぞれ LCX と RCA の支配領域を反映しています（図2）。
- **よって ST 上昇の高さがⅢ＞Ⅱなら RCA，Ⅲ＜Ⅱなら LCX が責任血管であると推測できます。**

例えば，図3の心電図では，①Ⅱ/Ⅲ/aVFにST上昇があり，②ⅡよりもⅢのSTが上がっているので，下壁梗塞としてはオーソドックスなRCAの梗塞だと推測されます。

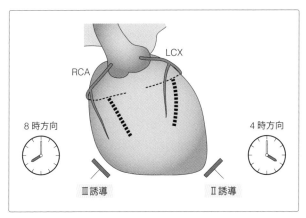

**図2　Ⅱ誘導，Ⅲ誘導の模式図**
Ⅱ誘導，Ⅲ誘導はそれぞれ左回旋枝（LCX）と右冠動脈（RCA）の支配領域を反映している。

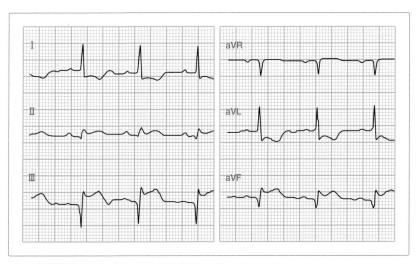

**図3　下壁梗塞の心電図。責任血管はRCAか？　LCXか？**

　なお，前述のPDAがLCXから派生している患者さんの予後が悪い理由で
すが，どうやら左冠動脈が1本でLADとLCXを通じて心臓の前後の主要
な枝を担当してしまうためであり，左冠動脈がLADを担当し，RCAから
バックアップとしてPDAが出ているほうが安全なようです。何事もバラン
スが大事ということでしょうか？

## V₁₋₃で上昇の場合

前壁，つまりLADの梗塞を反映すると考えられているのが，$V_{1-3}$でのST
上昇です。このとき問題になるのは「上か下か」，すなわち閉塞部が近位か遠
位かということです。LADは1本だけで心臓の40～60％程度の領域を支配
しているので，詰まった場所が最初の枝を出す前（近位）か出した後（遠位）か
によって，梗塞の大きさ，そして患者さんの予後が大きく変わってきます。
その見分け方は以下のとおりです（図4）。

・下壁を反映する誘導II/III/aVFで強く鏡像変化が認められた場合（1 mm以
　上），近位のLADの閉塞をうかがわせます。逆に，顕著な鏡像変化がみ
　られなりれば遠位のLADの閉塞と考えられます。

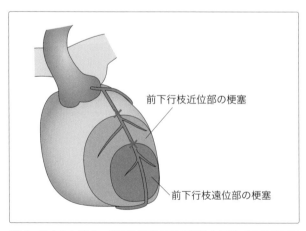

　　　　　　　　　　　　前下行枝近位部の梗塞

　　　　　　　　　　　　前下行枝遠位部の梗塞

図4　こんなに違う，前下行枝（LAD）の近位と遠位での心筋梗塞

これは，LAD近位の閉塞では大きな領域が壊死に陥るので電気的な再分極のベクトルがはっきりと上向きになるからであり，遠位の閉塞による小さな梗塞ではこうはっきりとはいきません。

## ST低下との比較

最後に蛇足かもしれませんが，以上の話はすべて**ST上昇**に限ったものだということを強調しておきます。ST低下に関しては上記の局在に関する議論は成立しないので気をつけてください。実際，ST上昇とST低下は意味合いがだいぶ異なっており，例えばST上昇の高さと梗塞の重症度は相関しませんが，ST低下の程度と虚血の重症度は相関します。また，ST低下が広い範囲の誘導でみられたとしても虚血の領域が広いということではありません。

次の「15 もしすべての誘導でSTが上がっていたら」では，こうした局在に関する議論を踏まえ「STが広範に上がっている場合」の扱いを考えていきたいと思います。これはすべての領域の心筋が死んでいるということでしょうか？ 少々怖い感じもしますが，本章の最後のセクションにご期待ください。

## POINT

☑II／III／aVFのST上昇は，II誘導とIII誘導のST上昇の高さを比較して右冠動脈か左回旋枝かを判断する。

☑V$_{1-3}$のST上昇はII／III／aVFの鏡像変化の有無で近位か遠位かを判断する。

☑ちなみにST低下でこうした局在の議論はできない。

### 📖 文献

1) Zimetbaum PJ, et al：Use of the electrocardiogram in acute myocardial infarction. N Engl J Med 348(10)：933-940, 2003
2) Goldberg A, et al：Coronary dominance and prognosis of patients with acute coronary syndrome. Am Heart J 154(6)：1116-1122, 2007

| Column | ACS 症例での ST 低下 |

12 誘導心電図で ST 上昇がとらえられない STEMI もあります。この話題について山科章先生からご提供いただいた症例で見ていきましょう。

**症例（50 歳男性）**

**主　訴**　1 時間前から持続する前胸部痛。胸痛は訴えるが苦悶状ではない。

**身体所見**　意識は清。血圧 160/100 mmHg，脈拍 80 回/分，呼吸 14 回/分で，SpO$_2$ は 98％であった。心音，呼吸音に異常所見はない。

**心電図所見**　来院時（20 時 16 分）の 12 誘導心電図は図 1 のとおり。

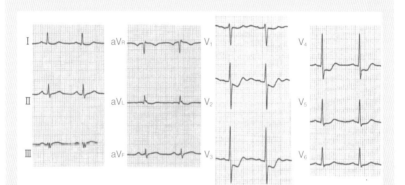

**図 1　胸痛で来院した 50 歳男性の受診時（20：16）の標準 12 誘導心電図記録**
〔山科　章：心に残る症例から―ST 低下に惑わされるな．medicina 53：626-629, 2016〕

（以下山科先生コメント）著明な ST 低下を伴う胸痛であり，このとき循環器内科当直医は不安定狭心症と考えました（狭窄がひどく，安静時に心内膜虚血を来していると判断）。救急外来で酸素吸入を開始し，ヘパリンを投与．来院時の血液検査では CK は正常範囲で，トロポニンも陰性でした。来院後，胸痛は次第に和らぎ，CCU 入室後の心電図モニターでも ST 低下が改善し，21 時 54 分の 12 誘導心電図（図 2：2 列目）では前胸部誘導での ST 低下の改善も確認できました。

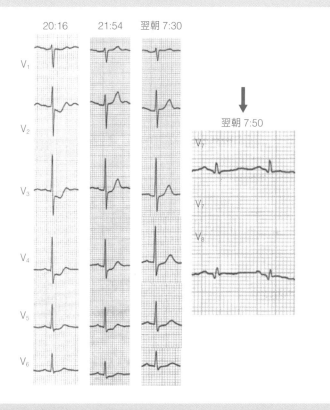

**図2 本症例の時系列でみる標準12誘導心電図記録と翌朝の背部誘導記録($V_{7,8}$)**
〔山科 章：心に残る症例から―ST低下に惑わされるな. medicina 53：626-629, 2016〕

夜間はそのまま問題なく経過し(図2：3列目 翌朝の7時30分の心電図)，朝の回診で症例の紹介がありました．しかし，その際に背部誘導を取得すると(図2，翌朝7時50分，$V_{7,8}$)．異常Q波とR波の減高，T波の平低化を認めました．結局この方は不安定狭心症ではなく，急性後壁心筋梗塞(STEMI equivalent)と診断されました．実際に翌朝のCKは839 IU/Lと上昇していました．緊急冠動脈造影では，予想どおり左回旋枝に高度狭窄を認め，直ちにPCIを行いました(Door-to-Balloon Timeは720分以上ということになります)．

あとからみると，この症例のⅢ誘導のSTは何となくこんもりとしています。標準12誘導では，左室後壁が盲点となるので，背部誘導（V$_{7-9}$誘導：V$_4$誘導と同じ高さで，V$_7$誘導は後腋窩線との交点，V$_8$誘導は左肩骨中線との交点，V$_9$誘導は脊椎左縁との交点）が，この症状のような場合には必要になります[1]。

### 右室梗塞を疑えば右側胸部誘導を記録

右室も標準12誘導の弱点です。右室梗塞の合併を疑えば，必ず右側胸部誘導（V$_{3R-6R}$誘導：V$_{3-6}$誘導と左右対称な誘導）を付加的に記録することが必要です。

執筆協力：山科章（東京医科大学名誉教授/現 桐生大学副学長）

文献

1）Agarwal JB, et al：Importance of posterior chest leads in patients with suspected myocardial infarction, but non-diagnostic, routine 12-lead electrocardiogram. Am J Cardiol 83：323-326, 1999

郵 便 は が き

料金受人人払郵便

本郷局承認

**4811**

差出有効期限
2023 年 5 月
15 日まで
（切手をはらずに）
（ご投函ください）

113-8739

（受取人）
東京都文京区
本郷郵便局私書箱第5号
医学書院

「もしも心電図で循環器を語るなら
第 2 版」編集室 (MB-3)

‖‖‖‖‖‖‖‖‖‖‖‖‖‖‖‖‖‖‖‖‖‖‖‖‖‖‖‖‖‖‖‖‖‖‖‖‖‖‖

◆ご記入いただいた個人情報は，アンケート商品の発送に使用いたします。
なお，詳しくは弊社ホームページ (https://www.igaku-shoin.co.jp) の
個人情報保護方針をご参照ください。

| ご芳名 | （フリガナ） | | |
|---|---|---|---|

性別：男 ・ 女
年齢　　歳

ご住所　　　　　　　　1. 自宅　　2. 勤務先（必ず選択）
☞□□□-□□□□

医学生，看護学生，その他医療系学生（　　　　　　　　　　　　）
医師，看護師，保健師，その他（　　　　　　　　　　　　　　　）

ご勤務先名称（ご所属）　　　　　　　　　　　ご専門
　　　　　　　　　　　　　　　　　　　　　（　　　　　）

04293

# 「もしも心電図で循環器を語るなら 第2版」アンケート

このたびは本書をご購入いただきありがとうございます。今後の企画のために，読者の皆様の率直なご意見・ご批判をお寄せいただければ幸いです。よろしくご協力のほど，お願い申し上げます（回答はいずれも該当の番号を○で囲んで下さい）。

● 本書をどのようにしてお知りになりましたか：
1. 書店でたまたま
2. 同僚・友人の口コミ
3. Web・ソーシャルメディア（媒体名：　　　　　　　　　）
4. 書評（媒体名：　　　　　　　　　）
5. その他（　　　　　　　　　）

● お読みいただいた感想はいかがですか：
1. とても満足，2. 満足，3. ふつう，4. 不満，5. とても不満

● 本書の良かった点

--------------------------------------------------

--------------------------------------------------

● 本書の改善すべき点

--------------------------------------------------

--------------------------------------------------

● 著者に書いてほしいテーマ

--------------------------------------------------

--------------------------------------------------

● ご意見

--------------------------------------------------

--------------------------------------------------

--------------------------------------------------

#アンケート回答者の中から抽選で，図書カードを進呈いたします。抽選の結果は，賞品の発送をもってかえさせていただきます。

15

もしすべての誘導でSTが
上がっていたら

前のセクションではST上昇の"深読み"を取り上げてきましたが，このように ST 上昇は局在を真っ正直に表します。つまり，ST をきちんと評価できれば，急性梗塞の部位が前壁か下壁か側壁か，詰まっている血管は右か左か，そして血栓の場所は近位か遠位か，大まかに目安をつけることが可能なのです。

　しかし，稀に局在もなく"すべての誘導で ST が上がっている"場合があります。図 1 のような心電図ですが，いったいどのような状況なのでしょうか。

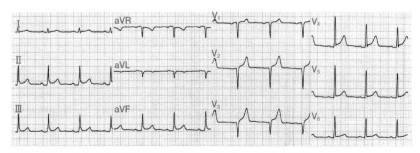

**図 1　目につくすべての誘導で ST が上がってしまっている心電図**

## 広汎な ST 上昇（diffuse ST-elevation）

実はこれ，プロローグでとりあげた**急性心膜炎の心電図**です。急性心筋梗塞と比べると予後ははるかに良好な疾患で，カテーテルチームを呼び出したり，患者さんにアスピリンを噛み砕いてもらう必要もありません（むしろ砕かないほうがアスピリンは胃に優しい）[註]。

註：アスピリンはプロスタグランジン阻害作用を発揮しすぎて胃粘膜保護を抑制しないようにコーティングされています（腸溶剤）。よって，急性冠動脈症候群のように一刻も早く効果を発揮させる必要がある場合には，患者さんに**噛み砕いて**もらう必要があります。

## なぜ ST は上がるのか

急性心膜炎がこのように広汎な ST 上昇を引き起こすのは，心外膜側を覆うように全周性の炎症を起こすからだと言われています。（心筋梗塞にせよ心膜炎にせよ，心筋の心外膜側に障害が及ぶと ST は上昇します）。逆に心筋虚血が心内膜側のみにとどまる場合 ST は低下します。以下復習となりますが，

- **心筋全層の梗塞が起きると，反対側の再分極の過程が「透けて」見えるようになり，ST は上昇する。**
- **心内膜下の虚血が起きると，心内膜側の膜電位が浅くなり，心外膜側と電位差を生じて，ST は低下する。**

虚血が決まって心内膜側に起こるのは，冠動脈が心外膜側を走っており，心内膜側の心筋細胞が最も血液（酸素）の供給を受けにくいからです（3 章冒頭 64 頁の図を思い出して下さい）。

　急性心膜炎で ST が上昇するのは，心筋の電位障害が心外膜側で起こるからにほかなりません。心膜と心臓は通常 15 mL くらいの心嚢液（心臓を滑らかに動かすための，いわば潤滑油）で隔てられていますが，急性心膜炎の発症時はこの心膜そのものが炎症を起こしているので，容赦なく心外膜側の心

筋細胞をゴシゴシとこすります。心臓は 1 日に 10 万回くらい拍動するわけですから，昔の洗濯板も顔負けの勢いでこすられてしまい，心臓は心膜炎を全周性に起こすに至るわけです。

　なお，急性心膜炎は目立ちませんが探せばよく見つかる疾患です（心筋梗塞でない胸痛の約 5%）。外来以外でも，心膜切開を経て行われる心臓手術の後には程度の差はあれ急性心膜炎が必ず起こっており，術後数日は心膜摩擦音がガサガサと聞こえます（もしも聞こえなければ心囊液がたまっている可能性があります）。また，広範囲な心筋梗塞に引き続き急性心膜炎が起こることがありますし，腎不全による尿毒症なども急性心膜炎の原因になりえます。ですからここでは，心膜炎と心筋梗塞との鑑別の「ポイント」をもう少し挙げておきましょう。

---

**▌心膜炎と虚血による心電図変化の鑑別ポイント**

- 心房も心膜で覆われており心房の心筋細胞も障害を受けるため，PR が下降します。
- 心膜炎の ST 上昇では，心筋梗塞のそれが凸型なのに対し凹型となります。
- ST 上昇が戻ってから T 波が逆転します。心筋梗塞の ST 上昇では，ST 上昇が戻る前に T 波の逆転が始まります〔いわゆる冠性 T 波（coronary T）〕。
- 最後にややマニアックな内容ですが，$V_6$ の ST 上昇が T 波の高さの 25% 以上だとほぼ心膜炎と確定できます[1]。

---

あとはプロローグでも強調しましたが，患者さんの訴える**胸部症状**の詳細にも注意を払いましょう。胸痛について，①部位を「ここだ！」と指さすことができ，しかも，②吸気時に増悪する，という 2 つの特徴を兼ねそろえていれば，急性心膜炎でほぼ決まりです。身もふたもない話ですが，心膜炎のケースでは心電図を眺めてあれこれ議論するよりも，ベッドサイドに足を運んだほうが話が早いかもしれません。

## 広汎な ST 上昇を来す他の疾患

稀ですが，心膜でなく心筋そのものが炎症を起こすことがあります。これは心筋炎と呼ばれる疾患ですが，たまに ST 上昇をおこすことがあります。しかし心電図だけで心筋炎を確定させることができず，また心筋炎は重症化してショックをもたらすようなケースが 1/3 ほどありますので，バイオマーカーや MRI など画像検査を組み合わせて慎重にアプローチする必要があります。

さらに高 K 血症も広汎な ST 上昇をもたらすことがあります。このときの ST 上昇は downsloping なことが多いのが特徴ですが，やはり心電図だけで鑑別しようとせず，血液検査をオーダーしたりする必要があるでしょう。

## POINT

☑ST 部分は心筋障害をキレイに反映する。

☑広範な ST 上昇を来す代表的な疾患は急性心膜炎，心筋炎，高 K 血症など。

☑心筋梗塞との鑑別は心電図だけでもある程度は可能だが，実は患者さんに話を聞くのも近道。

### 📖 文献

1）Ginzton LE, et al：The differential diagnosis of acute pericarditis from the normal variant： new electrocardiographic criteria. Circulation 65(5)：1004-1009, 1982

Column　たこつぼ心筋症の心電図

血管の緊張を支配しているのは自律神経であり，そのバランスがおかしくなると血管抵抗が高くなり，心臓にあまり予備能がない人は心不全発作を起こしやすくなります。この究極的な表現型がたこつぼ心筋症と呼ばれる特殊な形態の心筋障害です[1]。災害や身内の不幸などで極端に自律神経のバランスが崩れ，内因性のカテコールアミンが上昇し，その受容体が多く分布する左室心尖部がオーバーフローを起こして局所的な心臓麻痺を起こします（アナフィラキシー時のアドレナリン，また喘息時の β 刺激薬の過量投与でも同じことが起きます）。このときに心基部は動き続けるので（図矢印部分），ちょうど左室の造影所見がタコツボのように見えます。たこつぼ心筋症はやはり災害時に多く発生が認められ，不整脈と同じく突然死と関連しているのではないかと考えられています。

　さて，たこつぼ心筋症では心電図が大きく変化することが知られています。具体的には，発症時に前壁を反映する誘導（$V_{1-4}$）に ST 上昇のパターンがみられ，その後の数日間で T 波が陰転化し，そして次第に正常化します。発症時は症状も劇的であるため（胸痛や心不全症状を訴える），**ST 上昇型心筋梗塞（STEMI）との鑑別**が非常に難しいところですが，**鏡像変化の有無**が

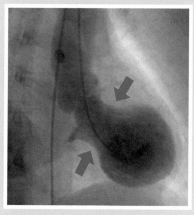

図　たこつぼ心筋症の左室造影像

役に立ちます（詳しくは「12　ST 上昇のルールブック」を参照してください）。すなわち，STEMI では V$_{1-4}$ の反対側の Ⅱ/Ⅲ/aVF 誘導に鏡像変化が認められますが，**たこつぼ心筋症では鏡像変化は認められません**。むしろ，Ⅱ/Ⅲ/aVF 誘導でも ST 上昇が認められるようなケースが半数以上を占めます。どうしても STEMI が除外できないケースでは冠動脈造影を行いますが，このような心電図所見の豆知識も迷った際には参考にしてください。たこつぼ心筋症は経過観察のみで回復することが多い疾患です。

📖**文献**

1）Watanabe H, et al：Impact of earthquakes on Takotsubo cardiomyopathy. JAMA 294 (3)：305-307, 2005

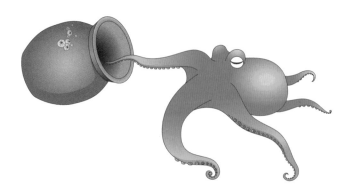

## まとめ　ST 上昇は特別な所見

心電図は血液検査のように 1 時間近く検査結果を待たなくてはいけないということもなく，ほんのわずかの労力を惜しまなければ 5 分程度で波形がはき出されてきます。そして，心筋の再分極の過程を反映する ST 部分は心筋障害の程度に応じてダイナミックに変化し，胸部症状を訴える患者さんの評価に大変有効です。そのなかで特に**このST 上昇だけはどの科の医師であっても見逃すわけにはいけません。**

　ST が上がっている患者さんを救急外来から病棟に直接上げてはいけませんし，当直で申し送ることも御法度です。PCI などの再灌流療法の適応があれば必ずカテーテル室を経由し，さらにアスピリンなどの抗血小板薬は即座に開始する必要があります。

　真の ST 上昇を見極めるコツは，2 つ以上解剖学的に連続する誘導で ST が上がっていて鏡像変化があればまずホンモノで（**97 頁参照**），しかもそれを認識するまでの時間は短ければ短いほどよく（**102 頁参照**），心膜炎のような少数の例外があることも認識しておく（**114 頁参照**）ことかと思います。

# 5章 予防医学
## Preventive Cardiology

## ⏤ この章を読む前に知っておいてほしいこと

- QRS 幅の広さ・狭さは「心室の伝導」：落ちついているときの心電図から
  は脚ブロックを考えます
- QRS 波の深さ・高さは「心室の厚さ」：まず $V_1$ 誘導に注目し，心室の肥大
  の有無を考えます

---

### 例　左脚ブロック

①通常心室内ではまず房室結節から左右の Purkinje 線維へ電気興奮が伝わる
②その後は Purkinje 線維からあっという間に心尖部へ
③その心尖部から心基部に向かって左右対称に心筋の収縮が始まる（そのほうが大
　動脈に向かって血液を駆出するには好都合）（図）

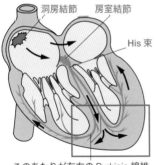

洞房結節　房室結節

His 束

このあたりが左右の Purkinje 線維

### 図　心室内の伝導路
心室の収縮が始まるのは電気的興奮が Purkinje 線維という高速道路を「降りてから」なので，ちょうど四角の囲みの部分から心室の収縮は始まる。

④しかしながら左脚ブロックが発生すると，この左右の同期が乱れる
⑤普通の方ではこれは全く問題にならないくらい微かな変化だが，重症心不全例
　では両室ペーシングによる強制的な同期を図ることが必要となる

---

- ただこうした所見の意義は状況によってかなり異なるので TPO を考えて
  読影しましょう

## この章で出てくる用語

### QRS 波
心室の脱分極を反映し，QRS 時間の正常値は 100 msec 未満です。QRS では上記の波の深さ・高さ，そして広さ・狭さの他に異常 Q 波，R 波の移行帯を確認します。

### 異常 Q 波
異常 Q 波については「3 章 SIHD」でも触れましたが，中隔の興奮波が電極から遠ざかる際には，最初の振れは陰性を示すので要注意です（中隔 Q 波[septal Q-wave]）。この小さな Q 波は，側壁誘導（I，aVL，$V_{5-6}$）でよく認められますが，病的な意義はありません。

### 移行帯
胸部誘導の R 波高は $V_1$ 誘導から $V_6$ 誘導にかけて徐々に増高し，それに対応した S 波は徐々に浅くなっていきます。QRS 群の陽性と陰性の成分が同等になる場所を移行帯と呼びますが，これは $V_3$ 誘導と $V_4$ 誘導の間に位置することが一般的です（年齢とともに左方に移行）。

胸部誘導の R 波は，$V_6$ 誘導に向けて徐々に高くなりますが，正常では最大でも 30 mm までです。反対に S 波は右側胸部誘導において最も深くなりますが，やはり正常では 30 mm を超えることはありません。

## 出てこないけど知っていてほしい用語

### 電気軸
垂直平面における心室興奮波の方向（ベクトル）の平均です。正常値は－30 度～90 度で，－30 度以下は左軸偏移，90 度以上は右軸偏移となります。軸偏移は単独では病的所見とはならないのですが，肥大や虚血所見と併せて病的な意義をもつことがあります。なお，脚ブロックの所見がある場合は，初期成分で軸を判定しますのでご注意を。

16

╌┤├╌

# 脚ブロックが「病気」に昇格できない訳

## 脚ブロックはよく見かける

筆者が 10 年近く住んでいた米国から帰国した当初(2008 年くらい)は，日米の診療の差に驚くことが多々ありました。虚血性心疾患の最大の友であるはずの β 遮断薬がとても嫌われていたり，米国のスタチン最低投与量(アトルバスタチン 20 mg)がそのまま日本では最大投与量であったり，ACLS が循環器病棟から遠い世界の話であったりと，このテのエピソードには枚挙にいとまがありません。そのなかでも特に印象的だったのが，健康診断での心電図スクリーニング業務に駆り出されたときのことです。

　そのときに依頼されたのは，「健診でとる心電図の読影を片っ端からお願いしたい」ということでした。その際，脚ブロックはある程度頻度の高い心電図変化なので(右脚ブロックは 100 人に 1 人，左脚ブロックは 1,000 人に 1 人くらいは健常人でもみかける)，やはり右そしてたまに左と，さまざまにブロックがかかった心電図をたくさん見かけました(図 1)。そして，そのときに困ったのが「どうすればよいか指示を書いてください」という注文でした。定義から考えてみましょう。教科書的には，脚ブロックは概ね以下のように表記されることが多いようです。

> 脚ブロックは心疾患だけでなく，他のさまざまな疾患に伴う。特に左脚ブロックは右脚ブロックに比べ平均年齢が高く，心疾患の合併も多い。

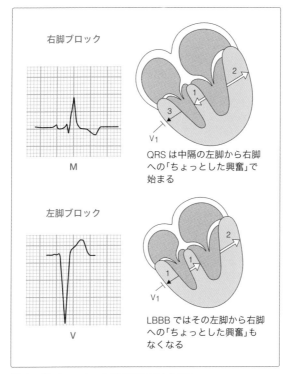

**図1 脚ブロックの心電図波形（V₁誘導）**

その根拠となっているのはどういうことなのかを調べたり尋ねたりしてみると、やはり欧米の教科書の記載や臨床研究の結果に由来しているようです。実際、伝家の宝刀 UpToDate® にも以下のように記されています。

> When present, these subjects should be evaluated for hypertension, coronary disease, and other disorders that have been associated with LBBB.
> 筆者意訳：左脚ブロックが見つかったら、高血圧、冠動脈疾患、その他関係のありそうな疾患の評価をしましょう。
> 　　　　　　　　　　　　　　　　　「Overview of left bundle branch block」より

こうした表記をみてしまうと，「では，とりあえず循環器外来を受診して，エコーとトレッドミルとホルターをお願いします」ということになってしまいそうです(実際，こうしたケースは多いようです)。

　しかしこのポイントに関して，筆者が個人的に問題だと思っているのは，欧米と日本で心電図がとられる背景が全く異なるということです。果たして欧米の脚ブロックに関する記載を丸飲みにして，日本の健康診断に当てはめてよいのでしょうか?

## 心電図をすべての人に?

日本では労働安全衛生法(表1)によって，事業者は労働者に健康診断を行わなければいけないことが定められています。そして，そのなかで「医師による健康診断を行わなければいけない」と定められた項目に心電図も含まれているのです。

**表1　労働安全衛生法と労働安全衛生規則**

**労働安全衛生法**
第六十六条(健康診断)
事業者は，労働者に対し，厚生労働省令で定めるところにより，医師による健康診断を行なわなければならない。

**労働安全衛生規則(厚生労働省令)**
第四十四条(定期健康診断)
事業者は，常時使用する労働者(第45条第1項に規定する労働者を除く。)に対し，1年以内ごとに1回，定期に，次の項目について医師による健康診断を行わなければならない。

| | |
|---|---|
| 一 | 既往歴及び業務歴の調査 |
| 二 | 自覚症状及び他覚症状の有無の検査 |
| 三 | 身長，体重，腹囲，視力及び聴力の検査 |
| 四 | 胸部エックス線検査及び喀痰検査 |
| 五 | 血圧の測定 |
| 六 | 貧血検査 |
| 七 | 肝機能検査 |
| 八 | 血中脂質検査 |
| 九 | 血糖検査 |
| 十 | 尿検査 |
| 十一 | 心電図検査 |

　何を当たり前のことを，と考えられる方もあるかもしれませんが，世界的にみると心電図を定期健康診断項目に盛り込んでいる国はごく少数派なのです。大多数の国では健常人に対してスクリーニング目的で心電図をとることはない，もしくは，少なくともとることが議論を呼びます（表2）。ですので，マススクリーニングをすべての労働者人口に行っている国で見つかった脚ブロックと，何かの訴えをもって診療所に来て心疾患が疑われるような国で見つかった脚ブロックでは，意義が全く異なると考えられます[註]。

　　註：このことは例えば，全国民を対象とする調査から肺がんの発症原因を見いだそうとするとかなり困難な仕事になりますが，喫煙者を対象に調査を行えば肺がんと喫煙に容易に強い相関が見いだせる，といった事象にも当てはめることができます。こうした「過去に起きた事象の発生確率からある程度未来が予測できる」という考え方はベイズ理論（Bayes' Theorem）として知られており，エビデンスの解釈やWeb検索などの技術にも用いられています。過去のデータを蓄積して提示されるアマゾンの「オススメ商品」も，これと類似した理論を用いています。興味のある方はぜひ確率論の書籍などを読んでみてください。

**表2　心電図スクリーニングに対するさまざまなガイドラインの考え方**

| スクリーニングを行うことを「推奨しない」と表記するガイドライン |
| --- |
| 1）米政府予防医学作業部会ガイドライン<br>　（U.S. Preventive Services Task Force：USPSTF） |

| 高齢者に対してのみ「限定的な適応がある」と表記するガイドライン |
| --- |
| 1）米国循環器学会・心臓病学会ガイドライン<br>　（American College of Cardiology/American Heart Association）<br>2）米国内科学会ガイドライン<br>　（American College of Physicians） |

| スクリーニングを行うことを「強制」するガイドライン |
| --- |
| 1）厚生労働省　労働安全衛生規則 |

## 心電図スクリーニングは贅沢だ

米国では診療所ベースで年間 2 千万件以上の心電図がとられており，これは 1970 年代後半からずっと変わっていません。米国で認められる心電図のコストは，高齢者対象の公的保険である Medicare を基準とすると，おおよそ 3,000 円程度です。日本での「四肢単極誘導及び胸部誘導を含む最低 12 誘導」の厚生労働省の定めた保険点数は 130 点ですが，診断書料の約 1,100 円を加算すれば似たようなものかと思います。これを先ほどの 2 千万件で換算すれば年間約 600 億円になるわけです。また，さらに心電図の偽陽性所見にまつわる二次検査(例：とりあえずのエコー)や究極的にカテーテルまで行き着いた場合の費用も含めると，結構な額になるのではないでしょうか。

　ちなみに，この 2 千万件というのは，全米の医療施設訪問者数総計の 3% 弱にすぎません。日本の統計はわかりませんが，感覚としてこれ以上であることは間違いなく，ここにさらにスクリーニングの心電図が加わるわけなので，健康診断で行われる心電図から派生する金額はさらに膨大であろうと予想されます。

## 検査が先か，患者が先か

検査は便利です。診断や治療の重要な指針を与えてくれることもありますし，全く思いもつかなかったような疾患を探りあててくれることもあります。また，何もなかったとしても将来何か問題となったときのベースラインとして役に立つかもしれず，何もせずに帰宅することと比べると患者さんの満足度も間違いなく高くなります。そうした考え方が，心電図スクリーニングや米国の 3 倍の台数の CT スキャナーにつながっているものと思われます。この章の目的はそうした検査の使い方の是非を問うことではありませんが，1 枚の心電図が"Fool's Gold(愚者の金)"にならないようにするためには，かなり読み手の技量が問われるというところは伝わったのではないかと思います。特に大事なのは，どういった背景(または理由)でその心電図がとられたのかというところでしょう。

**Column**　Choosing Wisely®キャンペーン

2012年4月から米国内科専門医認定機構を中心として内科主要学会より「Choosing Wisely®（賢く選択しよう）」なるキャンペーンが始まりました（図）。何を賢く選択しようというのでしょうか？　それは他ならぬ，医師が行うさまざまなスクリーニング検査です。このキャンペーンを通じて以下のそうそうたる学会がそれぞれ4〜5項目ずつの提言を行っています（2012年当時）。特筆すべきはそれぞれの項目が「〜するべからず」と御法度の形式をとっていて，かなり強い語調で安易なスクリーニング検査を戒めているというところです。

*Choosing Wisely* is part of a multi-year effort of the ABIM Foundation to help physicians be better stewards of finite health care resources. Originally piloted by the National Physicians Alliance through a *Putting the Charter Into Practice* grant, nine medical specialty organizations, along with Consumer Reports, have identified five tests or procedures commonly used in their field, whose necessity should be questioned and discussed. The resulting "Five Things Physicians and Patients Should Question" will spark discussion about the need—or lack thereof—for many frequently ordered tests or treatments.

**図　ABIM ウェブサイトより Choosing Wisely®キャンペーン（2012年当時）**

- American Academy of Allergy, Asthma & Immunology（米国アレルギー学会）
- American Academy of Family Physicians（米国家庭医療学会）
- American College of Cardiology（米国循環器学会）
- American College of Physicians（米国内科学会）
- American College of Radiology（米国放射線科学会）
- American Gastroenterological Association（米国消化器内科学会）
- American Society of Clinical Oncology（米国腫瘍内科学会）
- American Society of Nephrology（米国腎臓内科学会）
- American Society of Nuclear Cardiology（米国心臓核医学会）

　当然，心電図検査もそのターゲットとなっています。米国家庭医療学会は，「**低リスクの症状がない患者に，心電図やその他の循環器系のスクリーニング検査を行うべからず**(Don't order annual electrocardiograms or any other cardiac screening for low-risk patients without symptoms)」と銘打っていますし，運動負荷心電図検査についても米国内科学会が，**「低リスクの症状がない患者に，運動負荷試験を行うべからず**(Don't obtain screening exercise electrocardiogram testing in individuals who are asymptomatic and at low risk for coronary heart disease)」とはっきり書いています。上記の2つの推奨は心電図から得られる情報がそれほど患者の予後に貢献しておらず，むしろ偽陽性の結果によって心臓カテーテル検査など侵襲的な手技が行われて潜在的に害（合併症など）となる可能性のほうが高くなる，ということからこうした提言に結びついています。詳細はwebsite(https://www.abim-foundation.org/what-we-do/choosing-wisely)をご参照ください。

　米国が何もかも正しいというつもりはありませんが，世界的に医療が「ムダを削る」という方向に向かっていることは間違いなく，心電図のスクリーニングも否応なしにその流れに巻き込まれています。日本の医療がどこまで適応すべきか？　そこは日本独自の医療制度のなかから真剣にデータを発信して，検討していくしかありません。今，心電図などのスクリーニング検査を通じて，すべての日本の医師が「EBM」へのスタンスを試されているような気がします。

17

# 心不全症例での脚ブロック

この章ではここまで健診のスクリーニングを心電図で行った場合の，心電図所見の「無力さ」を炙り出すこととなってしまいましたが，ここ数年で脚ブロックの，特に左脚ブロックの扱いが劇的に変化した領域があります。それは**重症心不全**の治療の分野での話なのですが，順番にみていきましょう。

## 「割れた」QRS の心不全

心不全の予後は，1990 年代後半に ACE 阻害薬が登場し（約30%の生命予後改善効果），さらにその後 β 遮断薬（同，約40%）やアルドステロン拮抗薬（同，約35%）が導入されるに及んで劇的に改善しました。その3剤のうえに，さらに予後を改善させる治療法として数年前に登場したのが，両室ペーシング（心臓再同期療法 cardiac resynchronization therapy）です。この両室ペーシングという新しい治療法には，心電図上の脚ブロックの判断が密接に絡んできます。

## 右室と左室の収縮の「ズレ」

重度心不全例における両室ペーシングのメカニズムから探って行きましょう。本来，心臓の右室と左室は同時に収縮します。この左右同時進行のメカニズムを支えているのが，中央にそびえる心室中隔であり，この心室中隔が右と左の自由壁からの収縮を受けとめることができるゆえに，心臓はその血

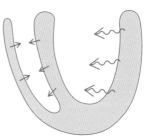

**図1　左脚ブロックでの心臓の様子**

本来の心臓の収縮では右室と左室が同時に中隔に向かって動く（**a**）。この場合，中隔は中立で双方の圧力は平等となる。しかし，左脚ブロックなどで左室の収縮のタイミングが遅れている場合，左室が収縮してくるころには中隔は右に寄ってしまっていて，左からの圧力を押し返す力が中途半端となる（**b**）。

流ポンプとしての機能をフルに発揮することができます（図1**a**）。勝手なイメージですが，左右のフックでいっぺんに殴られるような感じです。

　しかし，進行した心不全のなかにはこの右と左の心室の収縮のタイミングがずれてしまっているものがあります。左脚ブロックのように，右室が収縮してから左室が遅れて収縮してくるような例では，まず右室自由壁と心室中隔が収縮し，その後で左室自由壁が後追いで収縮してきます（右フックの後，遅れて左フック）（図1**b**）。こうした例では，左室自由壁が後追いで収縮してくるときにはすでに心室中隔が「右」に寄ってしまっているので，左室のポンプとしての機能は損なわれてしまっています（フックのパンチ力を逃がしてしまっている）。

　正常な心臓であれば問題にならないような機能低下でも，心不全ではこのわずかな"ズレ"によるロスが病状に大きな違いをもたらすことが多々ありますが，そこに福音をもたらしたのが両室ペーシングというテクニックです。

## 両室ペーシングの役割

通常のペースメーカーでは中心静脈から右室にペーシングリードを通します
が，もう1つリードを足して左室も同時に興奮させてしまおうというのが両
室ペーシングの考え方です。左室へリードを通すといっても，大動脈から左
室へペーシングリードを放り込むのではありません。右房に流れ込んでくる
冠静脈洞(coronary sinus)にワイヤーを通して，左室の自由壁側までペーシン
グリードをもっていくのです(図2)。この右室と左室のリードに同時に電流を
流せば，右室と左室は同時に興奮し収縮のズレはなくなるというわけです。

　この収縮の話がQRS波とどうつながるかというと，左右の心室の収縮の
"ズレ"が激しいほど，心電図のQRSの割れ方が派手になるというところで
す。よってQRS幅が広ければ広いほど，高い両室ペーシングの効果が期待
できます。面白いことに，超音波などで肉眼的に右室と左室のズレを見るこ
とができたとしても，電気的にQRSが割れていなければ両室ペーシングの
効果はそれほど得られないようです(つまり，両室ペーシングの適応を決め
るには目で見える収縮のズレよりもQRS幅のほうが大事と現段階では考え
られています)[1]。

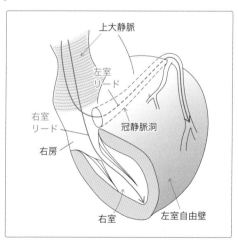

**図2　両室ペーシングの模式図**
左室リードは心室の裏側を通る冠静脈洞を通って
左室自由壁への静脈の枝に逆行させて留置する。

　「不整脈の非薬物治療ガイドライン」でのカットオフ値は QRS 幅 120 msec ですが，確実に治療効果が認められるのは約 150 msec 幅以上に割れている患者さんたちと言われています。このぐらい激しく割れ，左室機能が低下（EF 35％以下）している心不全の方であれば十分に両室ペーシングの効果は期待できるといえるでしょう。

## 心不全の患者さんに対する現在の考え方と展望

以上の内容より，現段階で EF 35％以下の心不全の患者さんが入院してきた場合の治療を考えると，最初に血管拡張薬や利尿薬，次に落ち着いたところで ACE 阻害薬と $\beta$ 遮断薬という部分は通常の心不全治療と変わりないのですが，QRS が割れているかどうかで，その後の運命が少し変わってきます。120 msec 以上の LBBB（左脚ブロック）パターンであれば上記のような両室ペーシング，そうでなければ単なる ICD（植え込み型除細動器）の適応を考慮するという流れが一般的になってきています。

　現在，この両室ペーシングを軽度の心不全，あるいは無症状の心機能低下例に用いてもよいのではという議論がトピックになっています。これは大規模臨床研究で「予後が改善した」という結果が報告されたためで[2]，どうやら QRS が割れていれば無症状やかなり軽い症状でも両室ペーシングを行って心不全そのものを予防していこうという方向に進んでいきそうです。

　また，ペースメーカーが必要な患者さんにも左室ペーシング（冠静脈洞だけにリードを留置する方法）を優先させたほうがよいという報告も出てきました[3]。右室だけのペーシングでは，これまで人工的に左脚ブロックをつくってしまい，左右の心室の同期がズレてしまうことが問題となってきていただけに，非常に合目的的と言えます。この考え方を延長して，最近は可能であるならばペースメーカーはなるべく右室側に留置するのであっても心尖部よりは心基部側に寄せたほうがよいのではないかと考えられています。いわゆる His 束ペーシングというやり方です（図 3）。

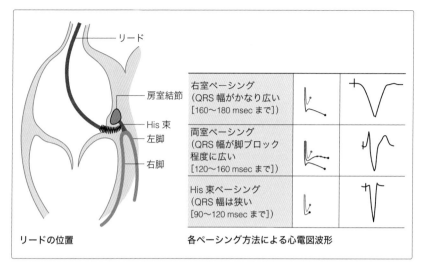

図 3　**His 束ペーシング**
この図のように His 束付近にリードを置くことで，左室ペーシングのようになるべく生理
的な拍動をつくり出すようにしています

## POINT

☑割れてしまった QRS は，じつは左右の心室収縮のズレを表している。

☑心不全患者で QRS 120 msec 以上の場合，両室ペーシングを考える。

☑両室ペーシングの応用範囲は広がってきており，将来的にはもっと一般的
になると予想される。

📖 **文献**

1）Beshai JF, et al：Cardiac-Resynchronization Therapy in Heart Failure with Narrow QRS Complexes. N Engl J Med 357：2461-2471, 2007

2）Moss AJ, et al：Cardiac-Resynchronization Therapy for the Prevention of Heart-Failure Events. N Engl J Med 361：1329-1338, 2009

3）Yu CM, et al：Biventricular Pacing in Patients with Bradycardia and Normal Ejection Fraction. N Engl J Med 361：2123-2134, 2009

18

# 脚ブロックの患者さんでSTが
# 変化していたら？

脚ブロックに関しては，最後にブロックに付随するST変化のことを取り上げておきたいと思います。第4章のSTEMIの内容を思い出しながら読んでいただければ幸いです。

## 二次性（secondary）か一次性（primary）か？

あまり知られていませんが，脚ブロックは「**二次性のST変化（secondary ST change）**」を起こします。これはブロックを起こした**QRSの最後の成分と反対方向**にSTが動くというものです。例えば図1**a**のような左脚ブロックの場合，純然たる二次性の変化であれば，以下のようにシフトします。

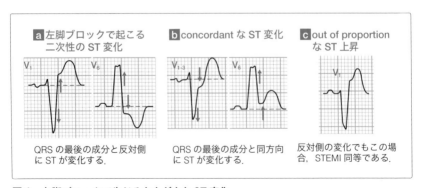

**a** 左脚ブロックで起こる　　　**b** concordantなST変化　　　**c** out of proportion
　二次性のST変化　　　　　　　　　　　　　　　　　　　　な ST 上昇

QRSの最後の成分と反対側　　QRSの最後の成分と同方向　　反対側の変化でもこの場
にSTが変化する．　　　　　にSTが変化する．　　　　　合，STEMI同等である．

図1　左脚ブロックで生じるさまざまなST変化

- V₁ 誘導では QRS が V 字型をしているので ST 部分は上側
- V₆ 誘導は M 字型のため下側

　理屈はさておき，このような現象が存在することは知っておいて損はありません。例えば，脚ブロックが存在する患者さんの虚血性心疾患の診断に難渋したことはありませんか？　そんなときにこの知識は光ります。

　脚ブロックは前述のように非常に頻度の高い心電図変化です。前述のように右脚ブロックは全人口の 1% 程度です。左脚ブロックは 0.1% と書きましたが，高齢化に伴ってみかけることが多くなっています（80 代では 5% 程度）。虚血が原因で ST が変化している場合は，**primary（一次性）に ST が変化している**と言いますが，脚ブロックの患者さんが胸部症状を訴えて心電図をとった場合，その ST 変化は一次性なのか，二次性なのかが問題となります（表1）。その区別をどのように行っていくか考えていきましょう。

表1　ST 変化の原因

| 二次性の ST 変化の原因（伝導障害などによる心室の電気的活動の変化の結果として ST が偏位） |
| --- |
| • 脚ブロック（QRS 終末と反対の方向）<br>• WPW 症候群<br>• 心室性期外収縮などの心室性不整脈や心室ペーシング |
| **一次性の ST 変化の原因（心室の電気的活動と関係なく ST が偏位）** |
| • 心内膜下虚血や心筋梗塞<br>• 薬剤（ジゴキシン，キニジンなど）<br>• 電解質異常（低カリウム血症など） |

## concordant か discordant か？

もったいぶらずに結論から言うと，二次性の ST 変化のように QRS の最後の成分と反対側に変化**していない**，つまり**同じ方向に変化している**ケースを一次性ととらえます。実例（図 1ⓑ）を見てみましょう。例によって P も QRS も見やすい V₁ 誘導ですが，左脚ブロックのパターンです。ST はそんなに変化していないのですが，QRS の最後の成分と ST 変化が同じ方向です。よっ

てこれは一次性な ST 変化であり，多くの場合急性心筋梗塞，すなわち STEMI 同等（STEMI equivalent）ととらえます。

　さて，適切な訳語が見当たらないので英語のままで話を進めますが，同じ方向に動くことを concordant，別の方向に動いてしまうことを discordant と言います。この症例は concordant な ST 変化を示しているので，primary と考えられるということです。ちなみに，discordant であっても ST の偏位が out of proportion（釣り合いが取れないほど外れている）のようなケースも一次性ととらえます。例えば左脚ブロックなら 5 mm 以上変化していれば，仮に discordant であっても STEMI と同等と考えます（図 1c）。

## POINT

☑二次性の ST 変化は QRS の最後の成分と反対側（discordant）。そうでないケースでは急性心筋梗塞のような特殊な事例を考える。

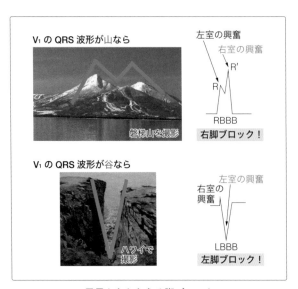

**風景からとらえる脚ブロック**

19

# 心肥大の心電図所見について

前のセクションまでの脚ブロックと並んで健診の心電図でよくみかけるのが心肥大所見です。ほとんどの心肥大は左室肥大のため，まずはこちらの変化を規定する意義についてみていきましょう。

## 左室肥大の心電図診断

心電図における左室肥大の診断基準で最も使用されているのは Sokolow–Lyon 基準($SV_1 + RV_5$ または $RV_6 > 35$ mm；$RV_5$ または $RV_6 > 26$ mm)[1] ですが，若年で胸壁が薄い場合には左室肥大がなくても高電位となる(偽陽性となる)可能性があります。Romhilt と Estes[2] は，心電図所見のスコア化による左室肥大と拡大の診断・検査の進め方について報告しています(表1)。

表1　**左室肥大と拡大の診断・検査の進め方**

| | |
|---|---|
| 肢誘導の最大 R≧2.0 mV + $V_1/V_2$ の S ≧ 3.0 mV or $V_5/V_6$ の R ≧ 3.0 mV | 3 点 |
| 左室のストレイン型 ST–T 変化 | 3 点 |
| 左房負荷所見(PV1 の週末部が 0.1 mV 以上かつ 0.04 秒以上) | 3 点 |
| −30°を超える左軸偏位 | 2 点 |
| QRS 幅＞0.09 秒 | 1 点 |
| $V_5$, $V_6$ の心室興奮到達時間 ≧ 0.05 秒 | 1 点 |

3 点未満：左室肥大・拡大なし。4 点：左室肥大の可能性あり。5 点以上：左室肥大あり。
〔Romhilt DW, et al：A point–score system for the ECG diagnosis of left ventricular hypertrophy. Am Heart J 75：752–758, 1968 より改変；山根崇史先生よりご提供〕

**Column**　左室肥大の深読み

最近，左室肥大の診断基準に"規制緩和"を促す論文が発表されました。いわくR波の高さではなく，「S波の深さ」にとにかく注目する，としたものです。その細かい手順を見ていくと，下記のようになります：

❶ とにかく一番深いS波を探してきて，その深さを測る

❷ $V_4$のS波の深さも測る

❸ この2つを足して，23（女性）〜28 mm（男性）以上なら左室肥大

サンプルとして，以下の女性の方の左室肥大の心電図をみてみましょう：

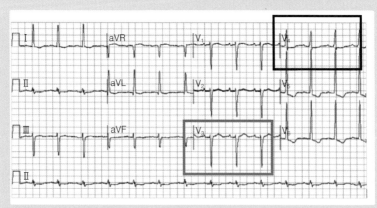

この患者さんであれば一番深いS波は$V_3$で，22 mmくらいに見えます（赤枠囲み枠部分）。その斜め上の$V_4$誘導のS波はたいしたことがなく，1 mmくらいです（黒枠囲み部分）。足すと23 mmとなり，この患者さんはぎりぎりではあるものの，左室肥大の基準を満たします。

　S波というのは，QRS波のなかでも最後の部分にあたりますが（次頁図■＋■部）。S波より前のQR部分というのはまだHis束やPurkinje束が脱分極しているところであり，**左室心筋そのものが脱分極を始めるのは厳密にはR波の後半からS波の前半である**とされています。それゆえS波の深さと左室肥大はよく相関する，ということで挙げられてきたこの基準なのですが，本当によく考えたものです。

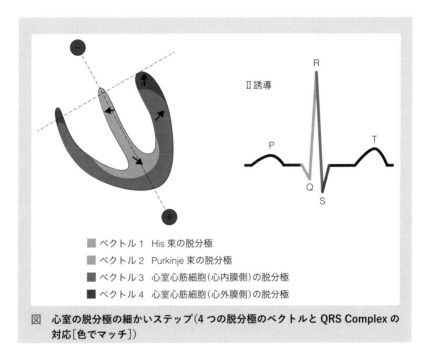

II誘導

ベクトル1 His 束の脱分極
ベクトル2 Purkinje 束の脱分極
ベクトル3 心室心筋細胞（心内膜側）の脱分極
ベクトル4 心室心筋細胞（心外膜側）の脱分極

図 心室の脱分極の細かいステップ（4 つの脱分極のベクトルと QRS Complex の対応［色でマッチ］）

細かいテクニカルな点となりますが左室肥大所見に関しては心電図の機器の扱いにも注意する必要があります。症例ベースで見ていくとわかりやすいので次の山根先生からの報告を読んでみて下さい ➡Column 。

Column 左室肥大の症例

**症　例**（80 代男性）
**主　訴**　失神。
　トイレに行くと言って患者が部屋を出て行った数分後に物音がしたため，家族が駆けつけたところ患者がトイレの床に倒れていた。家族が救急要請して再び戻ったときには本人の意識は改善しており，救急隊到着時には座って会話もできる状態であった。

## 心電図はどのような所見だったのか

状況からは迷走神経反射に伴う神経調節性失神が強く疑われました。一応，心電図もとり「異常なし」として上級医に報告されましたが（図1），そのときにあるエラーを指摘されました。

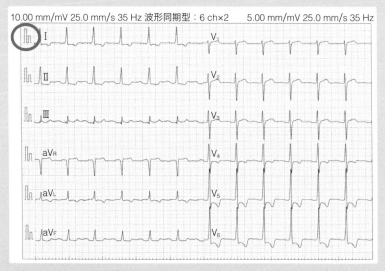

**図1　来院時の心電図①**
〔山根崇史：左室肥大．medicina 53：620-623, 2016 より転載〕

よく見てください。胸部誘導のスケールが 1/2 になっています（図1の○部分）。ここでとり直した心電図が図2です（明らかな前胸部誘導の高電位を認め，ストレイン型のST変化を伴っており，左室肥大を示唆する所見があり）。このうえさらに胸骨右縁第Ⅱ肋間に LevineⅢ/Ⅵ の駆出性収縮期雑音も聴取され，心エコーを行ったところ重症大動脈弁狭窄症と左室肥大を認め，緊急入院となりました。

　QRS の高さの判定に限らず，心電図のいろいろな部分の上下の変化を判断するにあたって心電図のスケールを確認することは重要です。最近では自動的に心電図の測定器のほうでスケールを変更してしまうこともありますので，常にチェックするクセはつけておいたほうがよいでしょう。

10.00 mm/mV 25.0 mm/s 35 Hz 波形同期型：6 ch×2　　10.00 mm/mV 25.0 mm/s 35 Hz

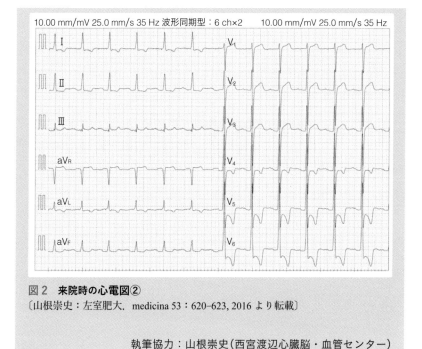

**図2　来院時の心電図②**
〔山根崇史：左室肥大．medicina 53：620-623, 2016 より転載〕

執筆協力：山根崇史（西宮渡辺心臓脳・血管センター）

📖 **文献**

1) Sokolow M, et al：The ventricular complex in left ventricular hypertrophy as obtained by precordial and lime leads. Am Heart J 37：161-186, 1949

2) Romhilt DW, et al：A point-score system for the ECG diagnosis of left ventricular hypertrophy. Am Heart J 75：752-758, 1968

20

⎇

# 実は心室の変化よりも
# 心房の変化のほうが？

---

ここまで**脚ブロック**や**心肥大**という心電図所見にかこつけていろいろと心臓のポンプ機能についてもみてきました。その中での話題は主に心室のことが中心でしたが、心房のほうはどうでしょうか？　実はこちらの心臓の小部屋も重要な役割を担うことがここ最近わかってきました。

## ┃ サボる心房と働く心室

心室と異なり、心房は全身や肺からの血液を受け取り、心室が拡張するときにその受け取った血液をまとめて吸い込んでもらうという**導管**（conduit）としての役割がメインとされてきました。ポンプとしては、拡張期の最後に少しは収縮しますが、あまり全身の灌流に貢献しているとは言えません。

　ただ、心室は収縮するときだけでなく拡張するときにも、エネルギーを使って能動的に心筋細胞を動かしています（図1）。ただ血液が肺から流れ込んでくるのを待っているわけではないのです。このときに心房がクッションとしての役割果たすことが知られています。

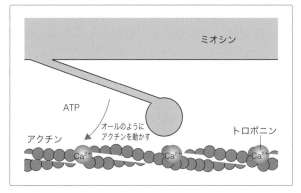

**図1 心筋の微小構造**
ミオシンは ATP をエネルギーとしてボートのオールを漕ぐよう
にアクチンを動かす。この過程は収縮するときだけでなく拡張
のときも機能する（＝左室は能動的に左房から血液を吸い込ん
でいる）。

## 心室の拡張能の重要性

この拡張能は非常にセンシティブな機能で，虚血でも心不全でも最初に障害
されるのはこちらです。つまり，必ず拡張能が最初に障害されて，これに引
き続いて収縮能が落ちていくのです（逆はありません）。つまり，

- 心エコーの駆出率（ejection fraction；EF）は収縮能の指標ですが，心機能が
  障害される順番は拡張能，それから収縮能なので，EF が低下していれば
  拡張能は必ず低下しています。
- 拡張不全があったとしても EF が正常な場合はいくらでもあり，こうした
  心不全例を **heart failure with preserved EF（HFpEF）** と呼びます。

HFpEF のように EF が正常であったとしても心不全症状が起こりうるのは，
先に拡張するときのスポイトの機能がやられてしまうという事情によりま
す。スポイトとして肺静脈から血液を十分に吸い上げることができなけれ
ば，やはり肺動脈圧が上昇して心不全症状を惹起します。

　近年の疫学的調査や臨床研究によって拡張不全による心不全($\fallingdotseq$ HFpEF)が心不全疾患の約半分を占めることがわかってきました[1]。そのうえ重要なことに予後の悪さは同等であり(院内死亡率6〜7%),しかもACE阻害薬やβ遮断薬といった従来から収縮不全の心不全にきわめて有効とされてきた薬剤も効かないという大規模ランダム化試験の結果が相次いでいます。このように,まだ課題を残すこの拡張不全による心不全ですが,その病態の把握に心房の大きさが大きな役割を果たすということがわかってきました(ここでようやくP波の話に戻ってくることができます)。

## 拡張不全で心房は大きくなる

心室が心房から血液を能動的に吸い込む機能が拡張能で,その機能が落ちてくると拡張不全による心不全症状を起こしてくるというところをもう少し細かく見てみましょう。

　吸い込む力が弱くなっている心室の内圧は次第に上昇します。本来は陰圧をかけて血液を吸い込んでいるのに,それができなくなっていくので当然と

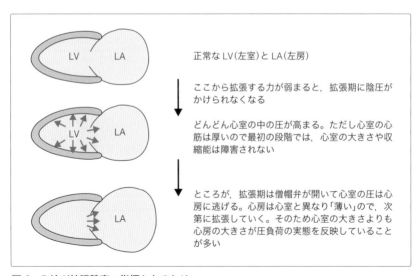

正常なLV(左室)とLA(左房)

ここから拡張する力が弱まると,拡張期に陰圧がかけられなくなる

どんどん心室の中の圧が高まる。ただし心室の心筋は厚いので最初の段階では,心室の大きさや収縮能は障害されない

ところが,拡張期は僧帽弁が開いて心室の圧は心房に逃げる。心房は心室と異なり「薄い」ので,次第に拡張していく。そのため心室の大きさよりも心房の大きさが圧負荷の実態を反映していることが多い

図2　P波が拡張障害の指標となるわけ

言えば当然です。この拡張期圧の上昇ゆえに肺のうっ血が生じ，呼吸困難や
起座呼吸などの心不全症状を起こしてくるわけです。心室の拡張期圧は，解
剖学的にその直前にある血液を溜め込んでいる心房に直接影響を及ぼします
（なにしろ拡張期というのは僧帽弁が大きく開き，心室と心房が一体となっ
ている時期です）。心房も心室の拡張期に自ら収縮して，なかなか入ってい
かない血液を押し出そうと頑張りますが，いかんせん筋肉の厚さの違いはど
うしようもありません。すぐにギブアップして，段々と心室の拡張期の圧力
の上昇に伴い心房の圧力も上がっていきます。その圧の上昇を受けて心房は
どんどん大きくなっていくわけです（図 2）。

## 心房の大きさは HbA1c

こうした拡張能に対する理解と心房の大きさの重要性を踏まえて，心房の大
きさは長期的な拡張能の指標を表すと考えられるに至っています。血流の速
度や EF などはそのときの血行動態（例：血圧など）に応じて変化しますが，
心房の大きさはその平均的な効果を長期的に反映したものととらえることが
できるというわけです。拡張障害における左房の大きさは，言ってみれば糖
尿病における HbA1c の関係と同じようなものと言えるでしょう。現在，こ
の左房の大きさは心房細動のみならず，心不全症状の発症，脳梗塞，さらに
は生命予後そのものを予測するパラメーターとして注目を集めています（表
1）。

表 1　**左房の大きさと臨床的なイベントとの関連**

| 発表年 | デザイン | 対象 | サンプルサイズ | 左房の大きさと関連が認められたイベント |
|---|---|---|---|---|
| 2002 年 | 後ろ向き | 外来患者 | 840 人 | 心房細動の発症 |
| 2003 年 | 後ろ向き | 外来患者 | 1,160 人 | 心血管イベント |
| 2004 年 | 後ろ向き | 左室肥大患者 | 569 人 | 心房細動と心不全の発症 |
| 2006 年 | 前向き | 外来患者 | 423 人 | 心血管イベント |

〔Abhayaratna WP, et al：Left atrial size：physiologic determinants and clinical applications. J Am Coll Cardiol 47：2357-2363, 2006 より改変〕

## P波の形態的変化

このときの心電図変化は，不整脈のところでも述べましたが，P波は心房の興奮を表し，心房が大きくなればP波は高くなったり太くなったりします（図3）。このように考えていくとこうした心房性の心電図変化は心不全の前触れでもあるとわかってきます。心房拡大あるいはAFはよくみかける所見ですが，時に心不全兆候のサロゲートであると認識することも最近は重要かと思います。

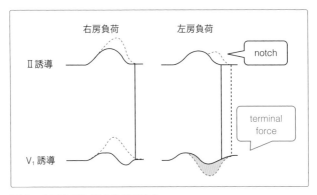

**図3　心房負荷に伴う心電図変化**
典型的な心房の「負荷」に伴う心電図変化（点線部）。P波が一番よく見えるのはII誘導とV₁誘導ですが，右房負荷ではP波が縦に高くなります。左房負荷は，II誘導では横に伸びnotchのようなものができます。V₁誘導では二相性になり，終末に陰性成分が出現します（P-wave terminal force）。

## POINT

☑ 右房負荷と左房負荷を心電図のP波の変化で見ることができる。

☑ 心房の大きさは，心不全の発症や長期予後と強く関連する重要な心室拡張不全の指標である。

 文献

1）Abhayaratna WP, et al：Left atrial size：physiologic determinants and clinical applications. J Am Coll Cardiol 47：2357-2363, 2006

Column　どこまで運動はしてもいいのか？

運動はしたほうがよいに決まっていますが，その適切な量に関してはいろ
いろと議論のあるところです。いったいどのくらい運動すればよいので
しょうか（土日に散歩する程度でも OK だと思いますか？）。あるいは運動
しすぎるということはあるのでしょうか。

　具体的な運動量としてガイドラインなどで推奨されるのは1週間に**中等
度の有酸素運動を 150〜300 分（7.5〜15 METs）**というものです。この量の
運動を行っている方の総死亡リスクは（運動を全く行わない群と比較し）
30％程度低下するということが明らかになっています。しかし，最近の研
究によると

- 運動の最大の効果は，推奨運動量の「3〜5 倍」（！）の運動を行っている群
でみられる
- さらに以下のようにこの推奨運動量をはるかに超えて運動を行ったとし
ても，加算的に効果はみられるようになっていく

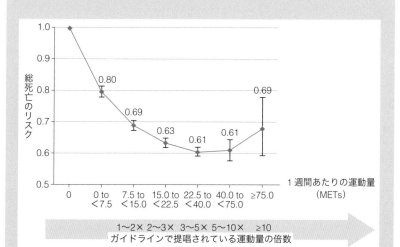

|  | 散歩なら | ジョギングなら | 水泳なら |
|---|---|---|---|
| 推奨される最低限の運動 | 毎日 20 分 | 45 分×1 日 | 35 分×2 日 |
| 推奨の 3 倍の運動 | 毎日 60 分 | 5 分×3 日 | 60 分×3 日 |
| 推奨の 10 倍の運動 | 毎日 180 分 | 60 分×7 日 | 90 分×7 日 |

欧米の人たちはこうした運動の推奨に対して結構真摯に耳を傾けます。これは循環器疾患が死因の第 1 位だということに由来していますが，ドクター側からかなり具体的な指示がでていることにも関連しているように思われます。

　どうでしょう，われわれもたまには下記のような処方箋を出してみてもよいのでは？　ということを考えさせられます。

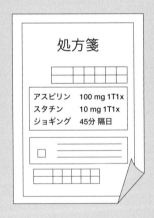

## まとめ　いろいろな心電図所見を組み合わせると？

この最後の章では，予防医学の領域でよくみかける心電図所見を扱いました（脚ブロックや左心肥大）。ですがこうしたケースでは所見を読み込むことよりも，その全体的な「意義」や「解釈」を見出すことのほうが難しくなります（**125, 126頁参照**）。それでもスクリーニング心電図を施行する意義は何でしょうか？　疫学データベース研究の領域から自分たちがひねり出してきた知見ですが，これらの心電図所見が**複数存在**する場合には，心血管予後に大きな影響を与えるということはわかってきました（図）[1]。

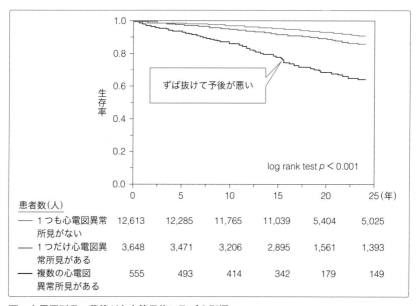

| 患者数（人） | | | | | |
| --- | --- | --- | --- | --- | --- |
| ── 1つも心電図異常所見がない | 12,613 | 12,285 | 11,765 | 11,039 | 5,404 | 5,025 |
| ── 1つだけ心電図異常所見がある | 3,648 | 3,471 | 3,206 | 2,895 | 1,561 | 1,393 |
| ── 複数の心電図異常所見がある | 555 | 493 | 414 | 342 | 179 | 149 |

**図　心電図所見の蓄積が心血管予後に及ぼす影響**
心電図所見を軸異常（左軸偏位および時計方向回転），構造的異常（左室肥大，心房拡大），再分極異常（ST-T変化）という3つのカテゴリに大別化し，非特異的心電図所見の蓄積と心血管予後との関連に関して，比例ハザード回帰を用いて検討した．その結果，心血管死亡は，心電図異常を認めるカテゴリの数が多いほど，危険性が増加することが明らかとなった．

〔Inohara T, et al, Group NDR：Cumulative impact of axial, structural, and repolarization ECG findings on long-term cardiovascular mortality among healthy individuals in Japan；National integrated project for prospective observation of non-communicable disease and its trends in the aged, 1980 and 1990. Eur J Prev Cardiol 21：1501-1508, 2014 より改変；猪原　拓先生よりご提供〕

　さらに Framingham Risk Score のような臨床情報に心電図所見を加味することで，心血管予後の層別化を，より高精度に行うことができたとする報告もされています[2]。このことから，スクリーニング心電図を用いることにより，一般住民のなかから心血管リスクの高い集団を抽出する一助となる**可能性がある**ということもわかってきています。

　ただ問題は，これらの心血管リスクの高い集団に対してどのような**介入**を行えば予後改善に結びつくかに関して，いまだ明確な結論は得られていないということです。血圧が高ければ血圧は下げればよく，LOL に関しても同様。しかし心電図で左心肥大があったからといって「心臓のウェイトを落としてください」とは言えませんし，軽微な ST-T 異常に対し「クスリを出しましょう」と言うのも不可能です。ここが健診スクリーニング心電図のアキレス腱なのですが(今のところ)，今後この介入手段がみつかれば，スクリーニング心電図に対する考え方もかわってくるかもしれません。

 **文献**

1) Inohara T, et al, Group NDR：Cumulative impact of axial, structural, and repolarization ECG findings on long-term cardiovascular mortality among healthy individuals in Japan；National integrated project for prospective observation of non-communicable disease and its trends in the aged, 1980 and 1990. Eur J Prev Cardiol 21：1501-1508, 2014
2) Auer R, et al：Association of Major and Minor ECG Abnormalities With Coronary Heart Disease Events. JAMA. 307(14)：1497-1505, 2012

エピローグ

# 機械学習の時代を迎えての心電図の役割

ここまで一冊通して心電図をいわば「窓」として循環器の各領域をのぞいてきましたが，いかがでしたでしょうか？　このことは前書きに宣言したとおりなのですが，もしかしたら「せっかく心電図の教本を買ったと思ったのに！」と肩透かしをくったと思われた方もいらっしゃるかもしれません。そこを補完すべく最後に自分が考える現代的な心電図の読影というものを述べていきたいと思います。

　スタンダードなルールとしては，「まずリズムから，それから P 波をみて，あとは順番に」というところです。リズムを見るにあたっては II 誘導から見る方もいますし，$V_1$ から見る方もいますが，だいたいこのどちらかでしょう。II 誘導は P 波や QRS 波のベクトルを縦に（縦断像で）受けとめる誘導ですし（図1），$V_1$ 誘導は $V_1$ 誘導で P 波や QRS 波が去っていくところを横断像

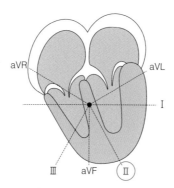

図 1　II 誘導は P 波や QRS 波を「受ける」

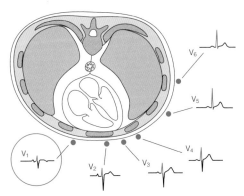

図2　V₁誘導は P 波や QRS 波が去っていくところを「見送る」

でみる誘導で，どちらも非常に QRS 波がとらえやすくなっています(図2)。そのあとのステップとして私がお勧めしたいのは，V₁を中心として方位磁針のように読んでいく読み方です。V₁を中心に据え，その鏡面像(mirror image)がⅡ/Ⅲ/aVF と V₅/₆ にあるとして全体を俯瞰するような感じとなります。

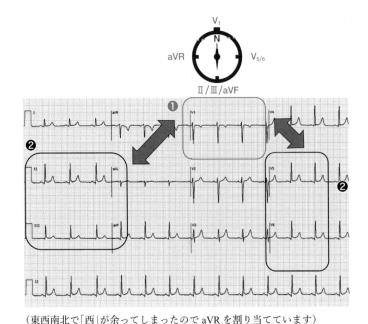

(東西南北で「西」が余ってしまったので aVR を割り当てています)

　ここまでこの本でカバーしてきたように，ほとんどの心電図で大きな問題となるのが，①心房細動を代表する不整脈を認識できるかというところ（1，2章）と，②虚血による ST 変化を認識できるかというところ（3，4章）なので，この2点に関しては概ねⅡ誘導でリズムをチェックし，そのあとで V₁（❶），そしてその mirror image をⅡ/Ⅲ/aVF と V₅/₆で確認する（❷）というところでカバーできます。このステップで全体像をつかんだ後で細かいところをみていくというのはおススメです。

## 外科医が心電図を読むとき

しかしこのようなことを書きつつも，外科系の先生方などはしばしば

**「ここに所見が書いてある」**

とおっしゃり，12 誘導心電図のシートで右上のほうに書かれている機械診断のところを直接読影結果とされます（図3）。しかしここの機械診断，果たしてどの程度参考になるのでしょうか？

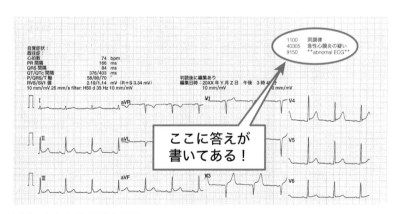

**図3　とある 12 誘導心電図**
実際に筆者は整形外科のドクターに「この箇所より下は見たことがない」と言われたことがあります

## 微分を駆使したアルゴリズム読み

2020年現在の機械読みは「アルゴリズム読み」です。これは曲線を微分して解釈するとか，そういうことをやっています。このアルゴリズム読み，ここ20年で進歩に進歩を重ね，**横の変化**には非常に強くなりました。ですので，PR間隔，QRS間隔，RR間隔といったところはほとんど間違えません（適切に平均化し，最大幅を読むところはきちんと一番広いところをとってきます）。この横の変化の代表的な例として挙げられるのはⅠ度房室ブロックですが，これはコンピューターによって100％の精度で診断可能と言われています[1]。また，QT間隔は，接線法としてカーブの接線を引いてその交点を使って計測するのが正式な方法ですが（53頁参照），そんな計算も一瞬です。ただ，QTの計測に関しては二相性の変化（T波が陰性になる場合やU波が出現しているケースなど）に弱いといった弱点もあります。

　一方でこのアルゴリズム読み，**縦の変化**には脆いことが知られています。STの上下とかそういうところなのですが，コンピューターの読みでは万難を排するためか，引っかけすぎというくらい引っかけるようになっています。ですから「急性心筋梗塞」と書いてあっても若年者の早期脱分極であったり，「前側壁の虚血が疑われます」というものが低カリウム血症の心電図だったりします。救急車の中で自動的にST変化の判断ができれば，行き先の病院を絞ったり，早めにカテーテルの準備ができたりするのですが，まだその感度は前壁で80％，下壁で60％程度です[2]。側壁や後壁など，解剖学的によりわかりにくい部分では精度がさらに下がります。

　あとは心房細動などリズムの解釈はどうでしょうか？　こちらもあまり「コンピューターが勝った」と言えるような状況ではなく，心房細動のコンピューター診断は20％くらいの症例で間違っていると言われています。もっと重要なことに，コンピューターに誤診された患者さんの10％に不適切な抗凝固療法が開始されてしまったとする報告もあるので事態はかなり深刻です[1]。

## 正常な心電図の意味

結局現場で，どのように心電図を読んでいくとよいのでしょうか？　結論から言いますと，「正常」は信頼してもよいが，異常はグレーゾーンということになるかと思います。つまり，コンピューターが何らかの異常を指摘する心電図は臨床的に確認する必要がありますが，コンピューターの読影が「正常な心電図」である場合はある程度信頼してもらってよい，ということです。先ほどから偽陽性の話ばかりをしてきたのは，その割合に比べると偽陰性（本当は異常なのにコンピューターが正常と読む）の確率は極めて低いからです。紹介できるエビデンスはそれほど多くないのですが，心電図が正常ならエコーも 94%が正常，というデータが過去に提供されています[3]。

　日常診療では往々にして異常と判断された心電図は過小評価され，正常と判断された心電図は疑われます。これは循環器内科医には天邪鬼な性格の者がそろっているからなのでしょうか？　米国のある州の概算では，正常な心電図が正当に評価された場合，エコーのオーダーの半分以上が必要なくなるそうなので，正常な心電図の力もバカにしたものではありません。

　コンピューターは便利なツールですが，プログラムされたとおりに動くだけなので使い方が問題です。縦の変化と横の変化，そして正常心電図の診断をうまく使い分けてください。この他心電図の上下は印刷された名前と日付を見ればわかる形となっているので，これもコンピューターの功績と言ってよいかと思います。

## 機械学習の時代を迎えて

今後，AI や機械学習の時代を迎え心電図の読影はどうなっていくのでしょうか？　今，医学系の画像の読影というのは大きな転換期を迎えていて，機械学習[註]による読影が人間の「目」を上回る分野がいくつかでてきました。具体的な成果としては，マンモグラフィの読影（乳がんの鑑別），眼底の診察（糖尿病網膜症），そして皮膚がんの検出（メラノーマ）などといったところが

よくマスコミなどでも採り上げられます。

> 註：ここで言う「機械学習」とは厳密には「機械学習によって作成された統計的なプログラムの活用」です。広い意味でこれを「AI」と呼んでもよいのですが，本当の意味での「AI」というのは，ここにさらにリアルタイムにデータを読み込む工程を足し，自律的に学習できる（プログラムそのものを書き換えられる）包括的なシステムを指します。

心電図の読影に関しても，米国の Stanford 大学が iRhythm というベンチャー企業（元は Google 社）と共同で開発した機械学習のプログラムの診断の精度が，米国の専門医と同等であったということが 2019 年に報じられています[4]。ここから 2020 年に入り，未来を感じさせるような報告がさらに続きました。

　唐突ですが以下の心電図は**正常所見の心電図**です：

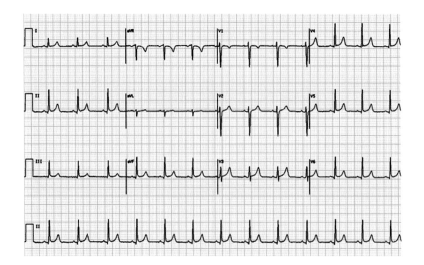

　では，これは何歳の方の心電図だろうか？
　男性の方だろうか？　それとも女性の方だろうか？

このような質問は心電図の読影そのものには意味がないのですが（むしろ患者さんの名前や年齢はインシデント防止のために読む前にチェックします），2020年に発表されたMayo Clinic（米国）からの報告では，今の機械学習プログラムはだいたい80〜85％くらいの精度で心電図だけから患者さんの年齢や性別を当てられる，とされています。例えば左頁に掲載した心電図は66歳女性のものなのですが，プログラムも年齢66.2歳で性は女性と，かなり正確に判断しています（心電図から体格を読み取って年齢や性別を当てているのではないかと推測されています）。

　さらに同グループは同じ時期に，「ベースライン洞調律の心電図でも将来の心房細動になるか予測できるか？」というトピックの検証結果も発表しています[5]。

Mayo Clinicで過去20年くらいに心電図を取得された洞調律症例18万件のうち，8％の患者さんが追跡期間中に心房細動を発症しました。ベースラインの洞調律の心電図から機械学習プログラムにその心房細動の発症を予想させると，精度（AUC；area under the curve）は0.87（感度79.0％，特異度79.5％）であり，これは狭心症を診断・除外するときの負荷画像検査に匹敵する精度といえます。

・・・・・・・・・・・・・・・・・・・・・

　この本ではいろいろなトピックを採り上げてきましたが，ここ数年の心電図の機械学習に関する成果には驚かされます（将棋ソフトと対局したプロ棋士が「いずれ人工知能に追い抜かれる」と感じたときの気持ちも，今ならば当事者としてとてもよくわかります）。

　医療の世界で完全に機械的に作成されたアルゴリズムが現場に入ってくるのは，かなり先になるだろうと思っていましたが，このペースでいくと予想より早そうです。心電図に関しては，おそらく4〜5年，早ければ2〜3年の間に「機械が深く読んだ」結果が波形と一緒にアウトプットされるようになるでしょう。そのころにはまた心電図の立ち位置もだいぶ変わっているのでは

ないかと思いますが，いずれにせよ循環器の診療がダイナミックに変わろう
としている時期にこの本を改訂させていただいたことは非常に意味があるこ
とだと思っています。

　心電図読影の将来像をある程度呈示したところでこの本の執筆からは一旦
筆を置かせていただきますが，こうした変化は次の5年くらいでまたどんど
ん出てくることが予想されます。

　心電図は今，アイントーベンによるその発見から100年を経て大きな「地
殻変動」の時期を迎えているといえますが，次の改訂時にどのような内容に
なるのか，執筆者としても楽しみに待ちたいと思います。

## POINT

☑コンピューターの心電図読影は，横の変化には強い！
　・PR 間隔：房室ブロック
　・QRS 間隔：脚ブロック
　・QT 間隔：QT 延長症候群 ┤ これらは比較的正確に計測できる！
　・RR 間隔：脈拍数

☑反対に，縦の変化には弱い！
　・ST 変化
　・T 波異常 ┤ こうした変化に関する異常は臨床的検討が必要。

☑ただ，機械学習と AI の時代を迎え急速に進歩しており，近い将来ヒトが
　読めないことも当ててくるかもしれない！（医師の診断は常に必要ですが）
　非常に今後が楽しみな領域であることは間違いない！

文献

1) Hongo RH, et al：Overreliance on computerized algorithms to interpret electrocardiograms.
　Am J Med 117：706-708, 2004
2) Willems JL, et al：The diagnostic performance of computer programs for the interpretation of
　electrocardiograms. N Engl J Med 325：1803-1804, 1991
3) Goudie BM, et al：Screening for left ventricular systolic dysfunction using GP-reported

ECGs. Br J Gen Pract 57：191-195, 2007

4）Hannun AY, et al：Cardiologist-level arrhythmia detection and classification in ambulatory electrocardiograms using a deep neural network. Nat Med 25 65-69, 2019

5）Attia ZI, et al：An artificial intelligence-enabled ECG algorithm for the identification of patients with atrial fibrillation during sinus rhythm: a retrospective analysis of outcome prediction. Lancet 394：861-867, 2019

# 索引

色字は主要説明箇所を示す.

## 欧文

### ギリシャ・数字

### A

### B

### C

### D

### E F G

### H I

### J K

## 和文